Mantenga el equilibrio en su estilo de vida

Este libro le ayudará a controlar la diabetes en vez de ser la diabetes la que lo controla a usted. El término "equilibrio" se refiere a hacer uso del ejercicio, los medicamentos (en algunos casos) y la planificación de las comidas para controlar la glucosa en su sangre. La manera como usted mantenga el equilibrio entre lo que come, sus actividades físicas y los medicamentos constituirá la clave para llevar una vida sana.

Este libro se escribió para ayudarle a entender la diabetes. **Su propósito no es reemplazar ninguno de los tratamientos o recomendaciones específicas de su médico o de su equipo de cuidados de la salud.** Más bien, use este libro para colaborar con su proveedor principal y su equipo de cuidados de la salud en aprender a controlar su diabetes. Comparta los conocimientos adquiridos con su familia y amistades. Ellos pueden brindarle ayuda y convertirse en una fuente de apoyo.

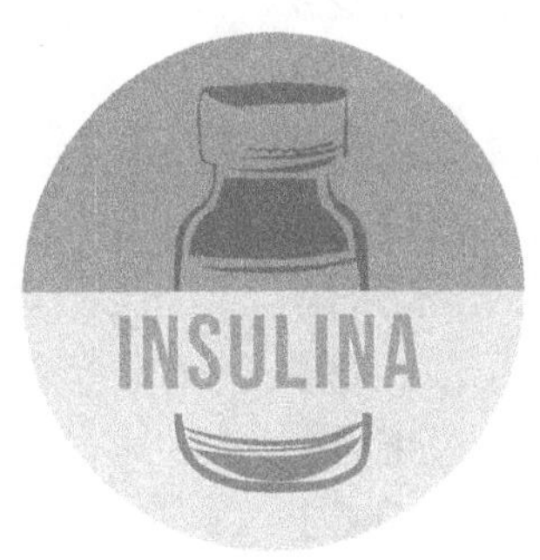

Cómo usar este libro

Este libro está dirigido a los adultos que padecen de diabetes. En algunas páginas y al lado de algunos párrafos usted verá una botella de insulina. Es para indicar que lo que aparece en la página o en ese párrafo es para personas con diabetes tipo 1. Mucha de la información que se resalta con la botella de insulina es también para personas con diabetes tipo 2 que se inyectan insulina. También encontrará algunas líneas en blanco en el libro. Algunas son para que su médico o enfermera escriban allí cualquier información pertinente. Otras líneas son para que usted pueda escribir en ellas. Esto lo hace más personal puesto que la enfermedad y el tratamiento son diferentes en cada persona.

Índice

Diabetes

Usted padece de diabetes cuando su cuerpo no puede usar o producir suficiente insulina. La insulina es una hormona producida por el páncreas, una glándula que se encuentra por debajo y detrás del estómago. **La insulina le ayuda a la sangre a transportar la glucosa** (también llamada "azúcar") **a las células para usarla como energía.** Parte de la glucosa va al hígado y a los músculos para ser almacenada y usada en el futuro.

La glucosa de la sangre se necesita para ser usada como energía y para las funciones del cerebro y de los nervios. Las personas no pueden vivir sin la glucosa de la sangre. **Los alimentos constituyen nuestra fuente principal de glucosa de la sangre.** Las comidas contienen tres clases básicas de nutrientes: carbohidratos, proteínas y grasas. Todos los carbohidratos se descomponen en glucosa dentro de una hora de haberlos consumido. Muy poco de la proteína y de la grasa tienen un efecto sobre la glucosa, pero contribuyen a nuestra ingesta de calorías en general. Este es el motivo por el cual usted debe aprender a llevar la cuenta de los carbohidratos que ingiere. También es muy importante incluir proteínas y grasas saludables para el corazón en su plan de comidas. A medida que usted ingiere los alimentos, su páncreas secreta insulina en el torrente sanguíneo, y la insulina permite que la glucosa entre en las células para ser usada como energía.

La Asociación Americana de la Diabetes (American Diabetes Association) recomienda que las personas con diabetes mantengan los niveles de glucosa en la sangre lo más cercanos al margen normal que sea posible. Verifique sus niveles de glucosa en la sangre antes o después de comer. Para los adultos (hombres y mujeres no embarazadas), el margen recomendado de glucosa en la sangre antes de comer está entre 80 y 130. Es posible que suba después de comer, pero debe volver al margen anterior a la comida dentro de las 3 ó 4 horas siguientes. El margen recomendado de glucosa en la sangre a la hora de acostarse está entre 100 y 140. Estas son solamente directrices generales. Su médico o educador de la diabetes le dirá cual debe ser su nivel de glucosa en la sangre dependiendo de su edad y plan de tratamiento.

Escriba su margen recomendado de glucosa en la sangre aquí:

Antes de las comidas, entre __________ **y** __________

2 horas después de las comidas, entre __________ **y** __________

A la hora de acostarse, entre __________ **y** __________

Cuando usted padece de diabetes, la glucosa se acumula en la sangre en vez de pasar a las células. Esto se debe a que no hay suficiente insulina para ayudarle a su cuerpo a usar la glucosa de la manera correcta. Pronto sus riñones estarán sobrecargados y no podrán manejar el exceso de glucosa, la cual se derramará en la orina y se perderá. Puesto que sus células no están recibiendo la glucosa que necesitan, usted sentirá mucha sed, se sentirá cansado o tendrá que orinar con frecuencia. Es posible que usted también pierda peso. Estos son los primeros síntomas de niveles altos de glucosa en la sangre (hiperglicemia), pero no todas las personas tienen estos síntomas.

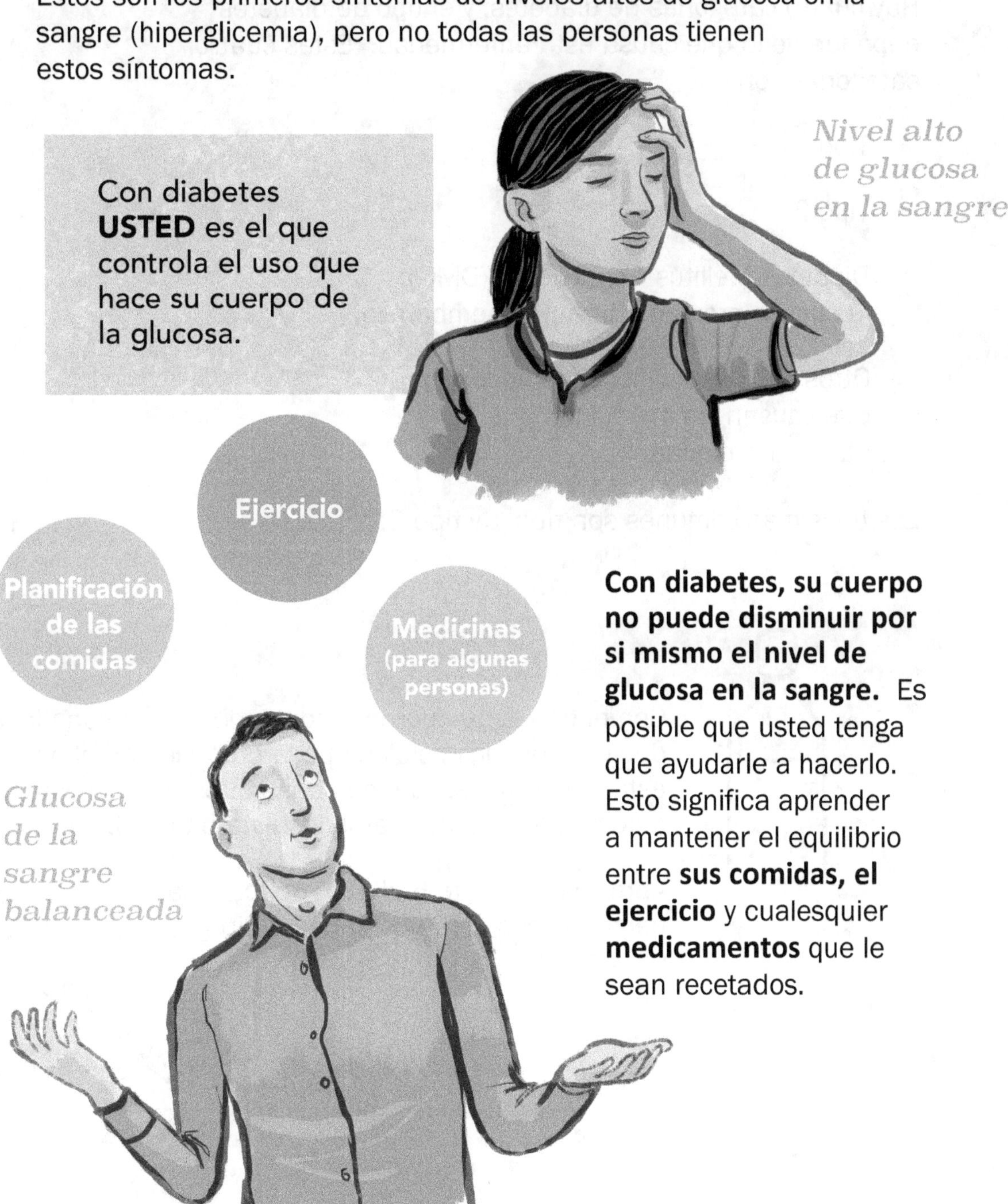

Con diabetes, su cuerpo no puede disminuir por si mismo el nivel de glucosa en la sangre. Es posible que usted tenga que ayudarle a hacerlo. Esto significa aprender a mantener el equilibrio entre **sus comidas, el ejercicio** y cualesquier **medicamentos** que le sean recetados.

Tipos de Diabetes

Hay cuatro categorías de diabetes, y el tipo de diabetes depende de lo que causa esta enfermedad. Estas cuatro categorías son:

- Tipo 1

- Tipo 2

- Diabetes Mellitus Gestacional (DMG),
  la cual se presenta durante el embarazo

- Otros tipos específicos (como los
  que causan las medicinas y/u
  otras enfermedades)

Los tipos más comunes son tipo 1 y tipo 2.

Diabetes Tipo 1

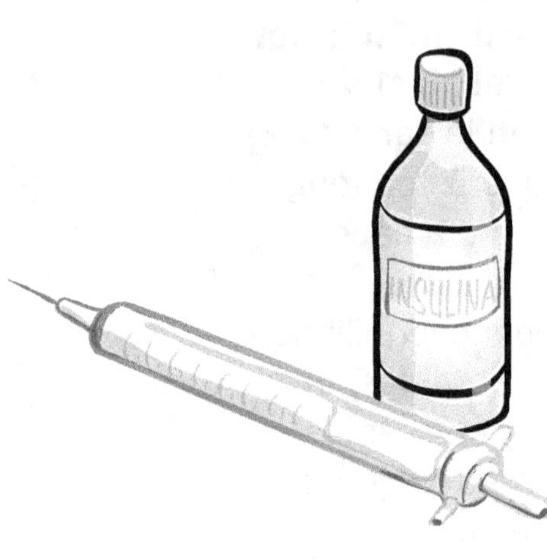

Con el tipo 1, su cuerpo produce poca o ninguna insulina debido a que las células que la producen en el páncreas están destruidas. Las personas que padecen este tipo de diabetes deben inyectarse insulina para sobrevivir.

Aproximadamente 5 al 10% de todas las personas con diabetes tienen el tipo 1.

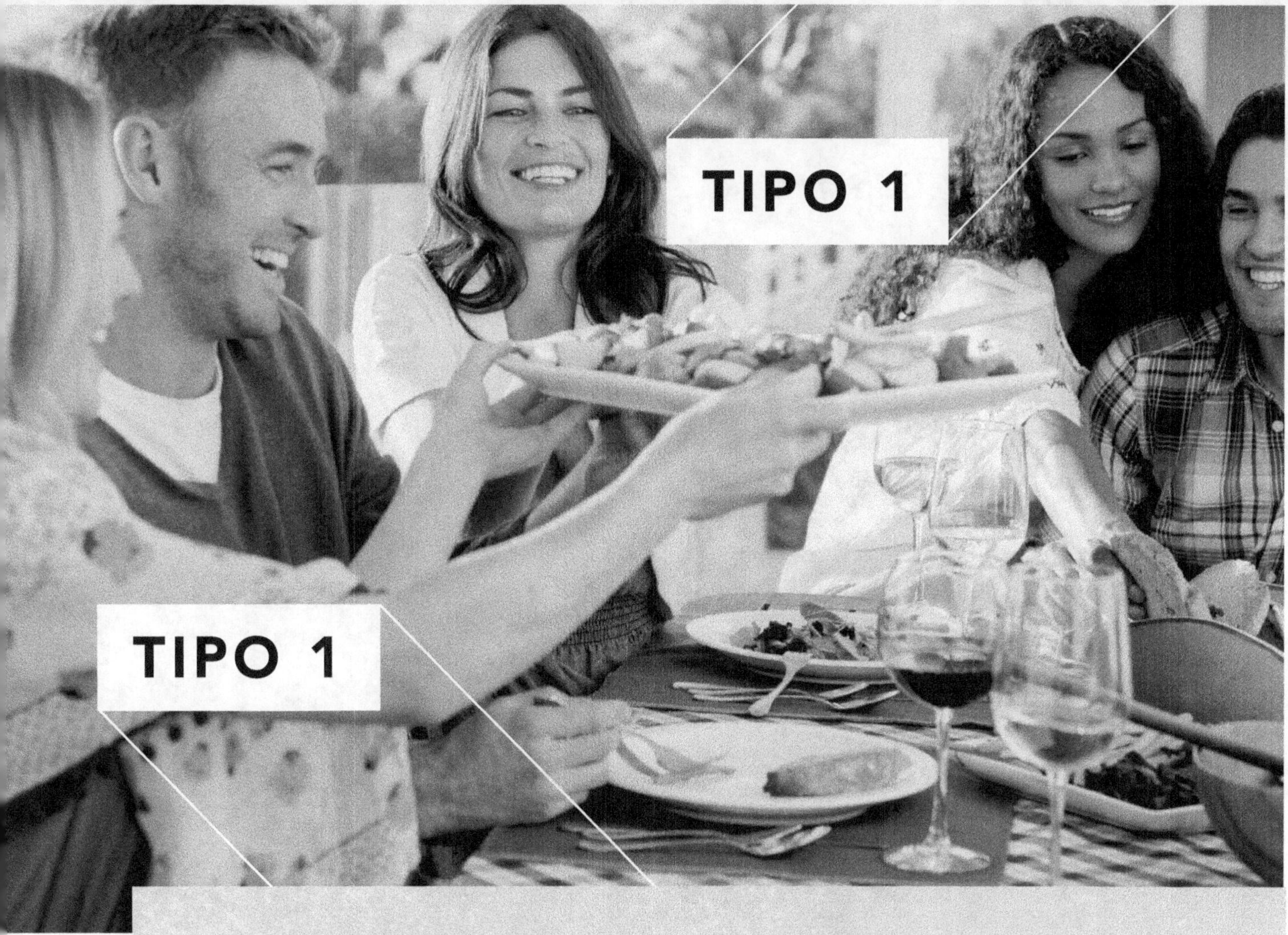

TIPO 1

TIPO 1

Nadie conoce la causa exacta de la diabetes tipo 1, pero los médicos creen que puede estar relacionada con:

- **Antecedentes de diabetes tipo 1** en la familia

- Lesiones en el páncreas causadas por **un virus**

- **Un problema con el sistema (autoinmune) de defensas del cuerpo** que ha destruido las células que producen la insulina en el páncreas

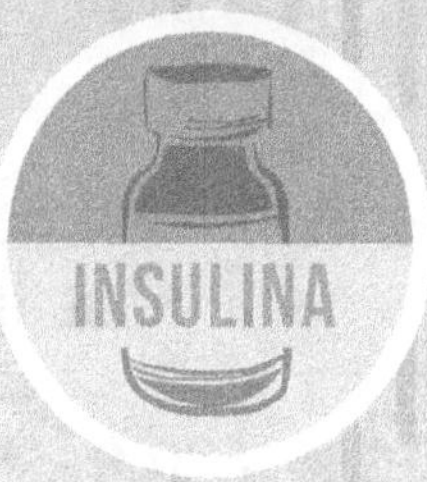

El comienzo (cuando la persona se da cuenta) de la diabetes tipo 1 puede parecer repentino, pero las investigaciones han encontrado que la diabetes se desarrolla gradualmente en la mayoría de las personas. Al llegar al momento en que usted presenta algunos síntomas de la enfermedad, puede ser que su páncreas haya perdido hasta el 90% de su capacidad de producir insulina.

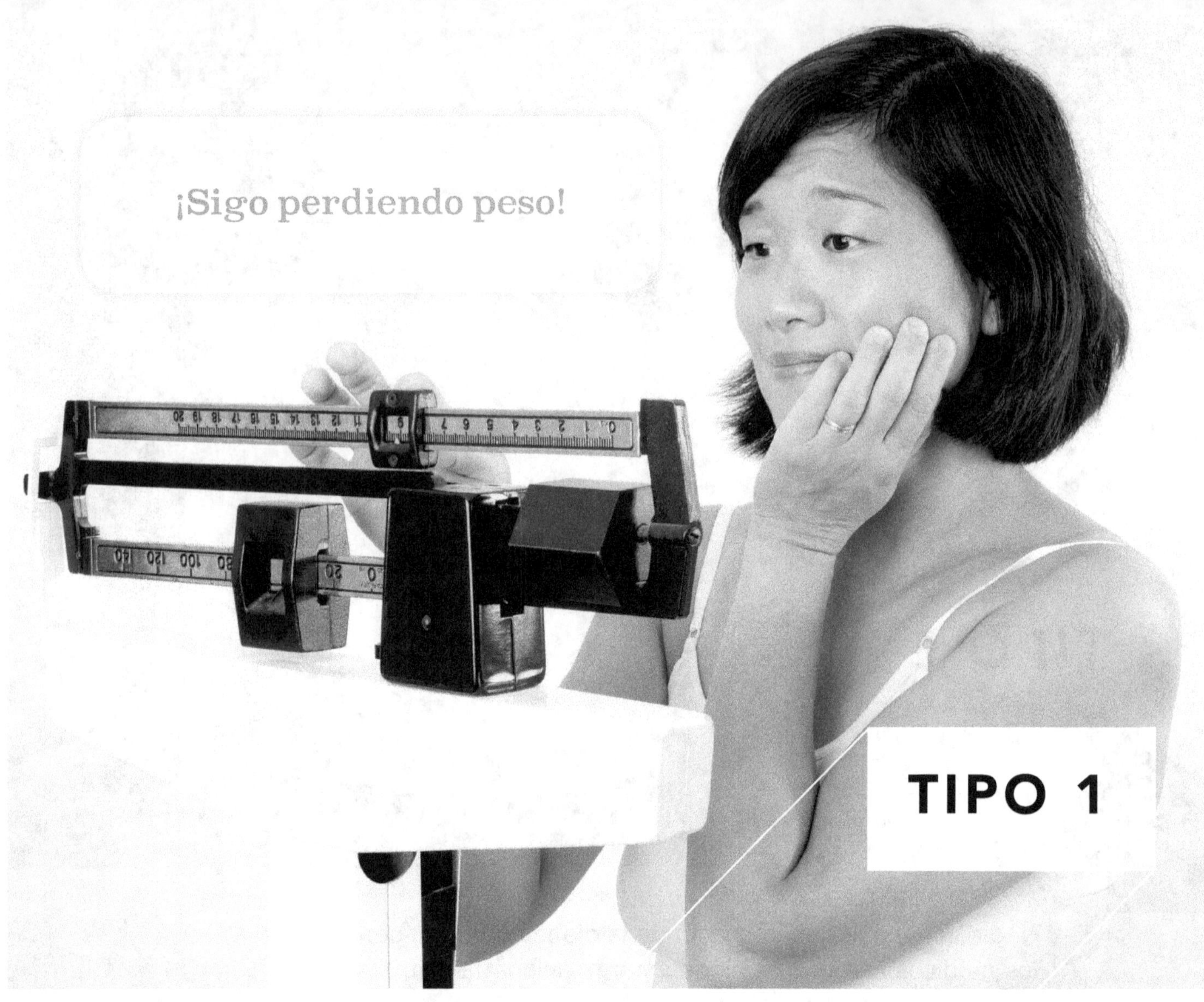

Es posible que usted presente uno o más de los siguientes síntomas
de la diabetes tipo 1:

- **sed o hambre extrema**

- **micción frecuente**

- **pérdida de peso** (sin ningún motivo aparente)

- **visión borrosa o mareos**

- **nivel bajo de energía o fatiga**

- **picazón** (vaginal o genital)

Estos síntomas se presentan cuando el nivel de glucosa
en la sangre está alto.

Las personas que padecen de diabetes tipo 1 controlan la glucosa de la sangre de las siguientes formas:

Se aplican inyecciones de **insulina** (con jeringas, plumas desechables precargadas o bombas de insulina) puesto que el cuerpo no produce la insulina que necesita.

Llevan la cuenta de los **carbohidratos** consumidos en las comidas y meriendas y ajustan la dosis de insulina dependiendo del tipo de insulina y del método de aplicación. (es decir, las inyecciones o la bomba).

Se monitoriza continuamente la glucosa

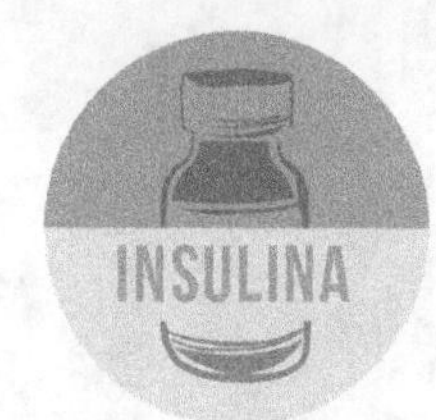

Control del nivel de glucosa en la sangre

Ejercicio

Planificación de las comidas

Alimentos

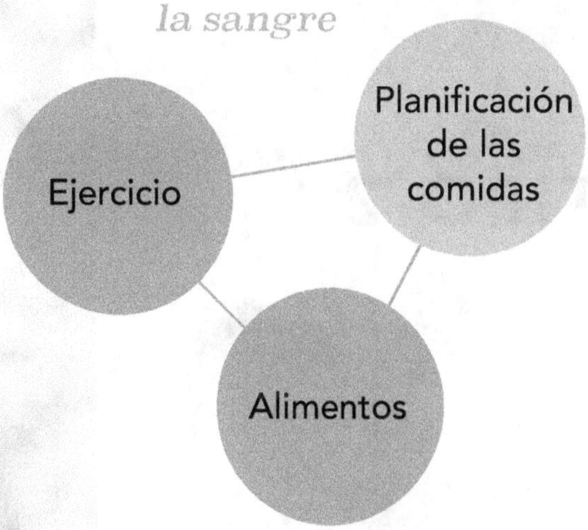

TIPO 1

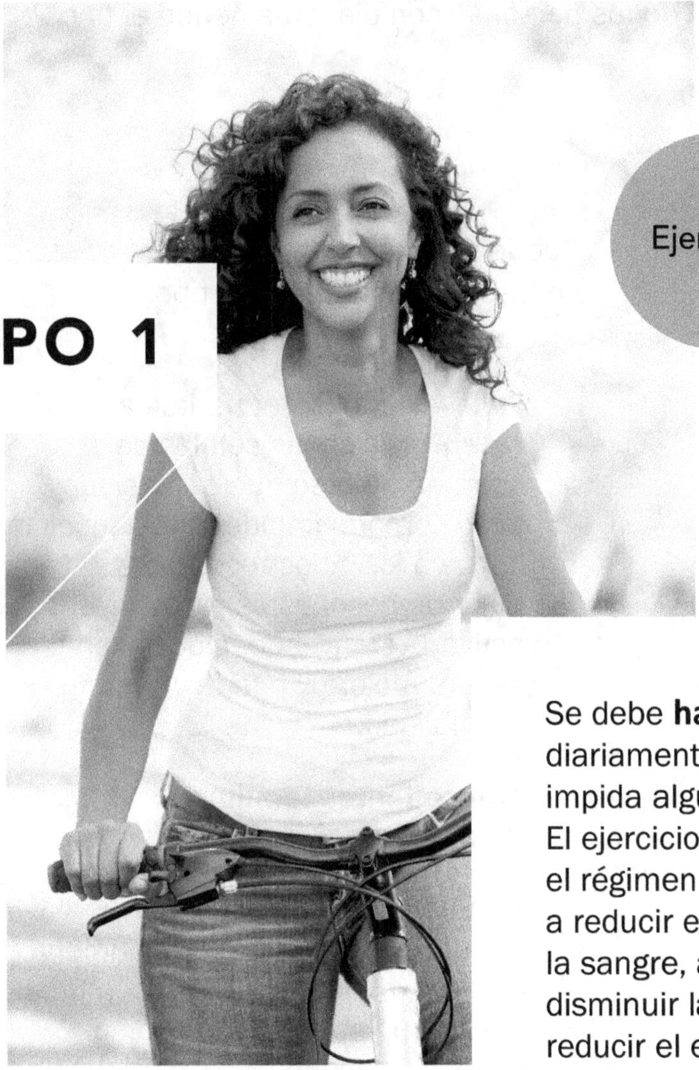

Se debe **hacer ejercicio** diariamente a menos que lo impida alguna condición física. El ejercicio, conjuntamente con el régimen alimenticio, ayudan a reducir el nivel de glucosa en la sangre, a controlar el peso, a disminuir la presión arterial y a reducir el estrés.

Si usted padece de diabetes tipo 1, su meta cada día es mantener el equilibrio entre la insulina, los alimentos y el ejercicio.

Diabetes Tipo 2

Con la diabetes tipo 2, su cuerpo no puede usar la insulina que produce de la manera en que debería hacerlo. O puede suceder que su cuerpo esté produciendo menos insulina de la que necesita. La mejor manera de mantener el equilibrio es llevar el control sobre los alimentos que ingiere, hacer ejercicio y controlar el peso. Algunas personas también pueden necesitar tomar agentes orales (pastillas para la diabetes), inyectarse insulina o ambas cosas.

Este tipo de diabetes puede presentarse con el transcurso de los años. Es posible que cause síntomas graves, como puede ser que no. Aproximadamente el 90% de las personas con diabetes tienen el tipo 2.

TIPO 2

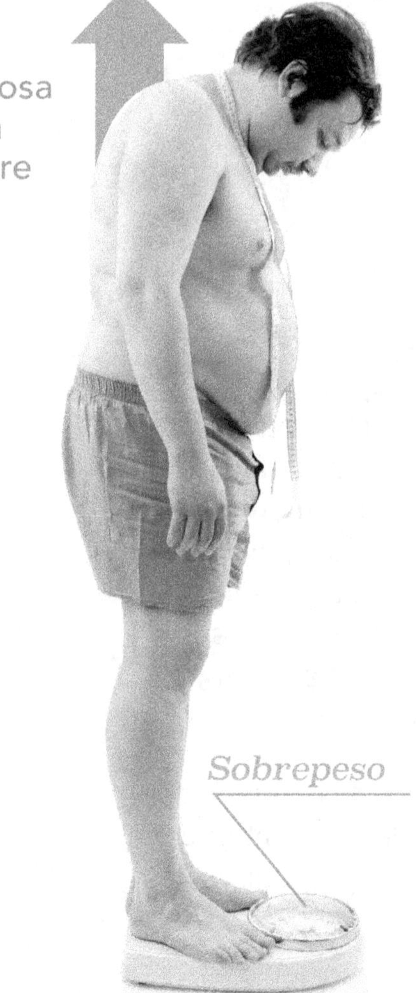

Puede ser que estos factores contribuyan a la diabetes tipo 2:

- **tener sobrepeso**
  La insulina debe adherirse a *receptores* en las células del cuerpo. Se cree que demasiado peso corporal impide que la insulina llegue a los sitios receptores. Al bajar de peso, estos receptores se activan. El nivel de glucosa en la sangre mejora y puede volver a la normalidad.

- **antecedentes familiares de diabetes**

- **no mantenerse activo**
  Esto puede resultar en un aumento de peso y hacer que los receptores del cuerpo no funcionen como deberían hacerlo.

- **origen étnico**
  Su riesgo puede ser más alto si usted es afroamericano, nativo americano, hispano, asiático o es originario de las islas del Pacífico.

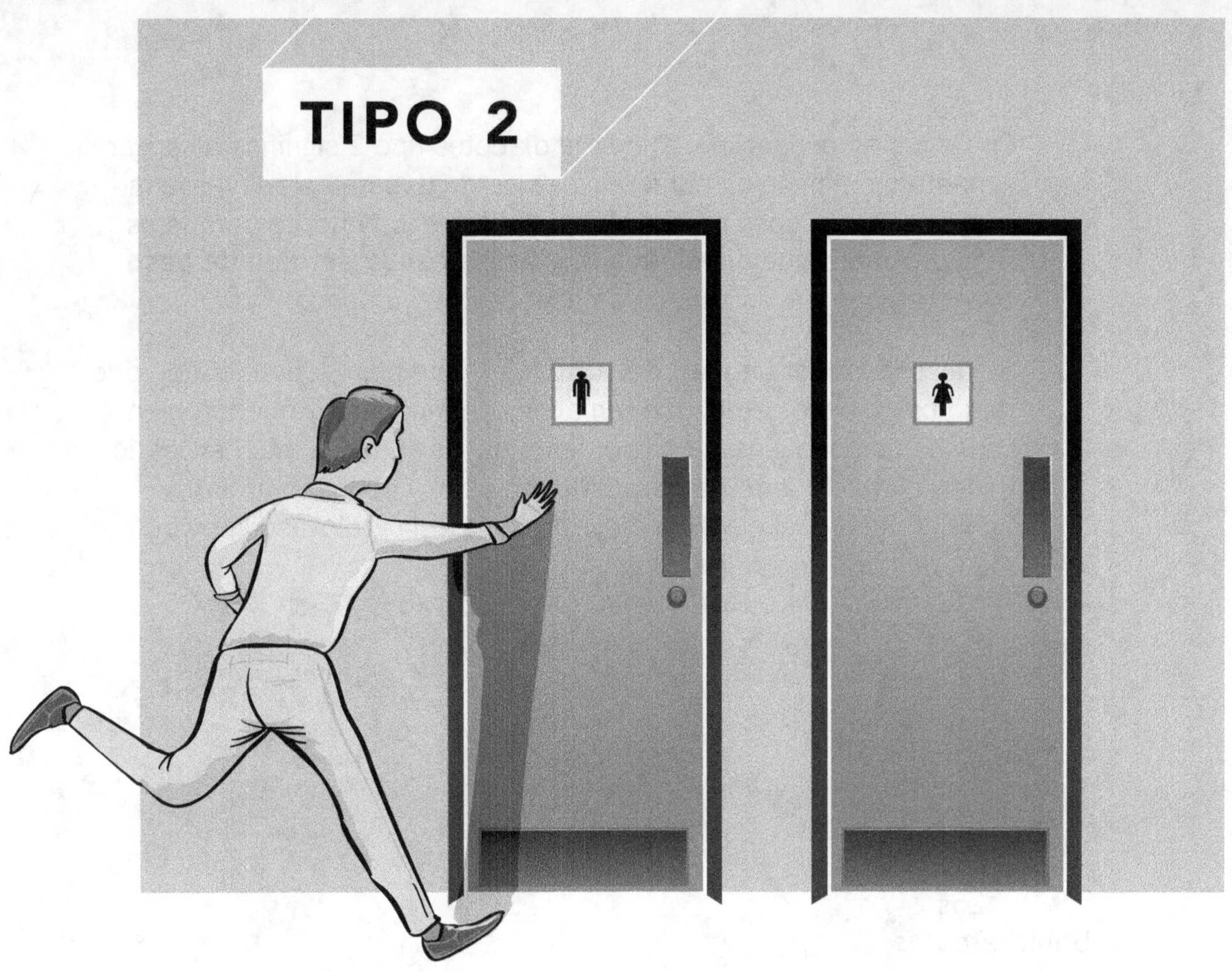

Con frecuencia usted no siente síntomas con la diabetes tipo 2. Otras veces los síntomas se generan con el paso del tiempo. O puede ser que se descubra la diabetes en una evaluación médica de rutina. Cuando comienzan a presentarse los síntomas, es posible que usted note uno o más de los siguientes:

- **poca energía o fatiga**

- **sed extrema** (boca seca)

- **visión borrosa o mareos**

- **micción frecuente**

- **picazón** (vaginal o genital)

- **infecciones frecuentes** (en el tracto urinario, vaginales, forúnculos, abscesos)

- **cambios de peso** (aumento o pérdida)

Con mucha frecuencia, manejar la diabetes tipo 2 significa alcanzar
y mantener el peso corporal que sea correcto para usted (véase la
página 42). Un **peso corporal saludable** es importante porque **es
más probable que disminuya la glucosa con la pérdida de peso
corporal,** aunque solamente se baje de peso un poco.

Se necesita tener un **plan de comidas** y este plan dependerá de que
tanto usted pesa usted, que tan activo se mantiene y que tan bien
usa su cuerpo la glucosa proveniente de las comidas. Es necesario
hacer **ejercicio a diario** para bajar de peso y poder controlarlo.
Conjuntamente, el ejercicio mejora la función cardiovascular y la
manera como usted se siente.

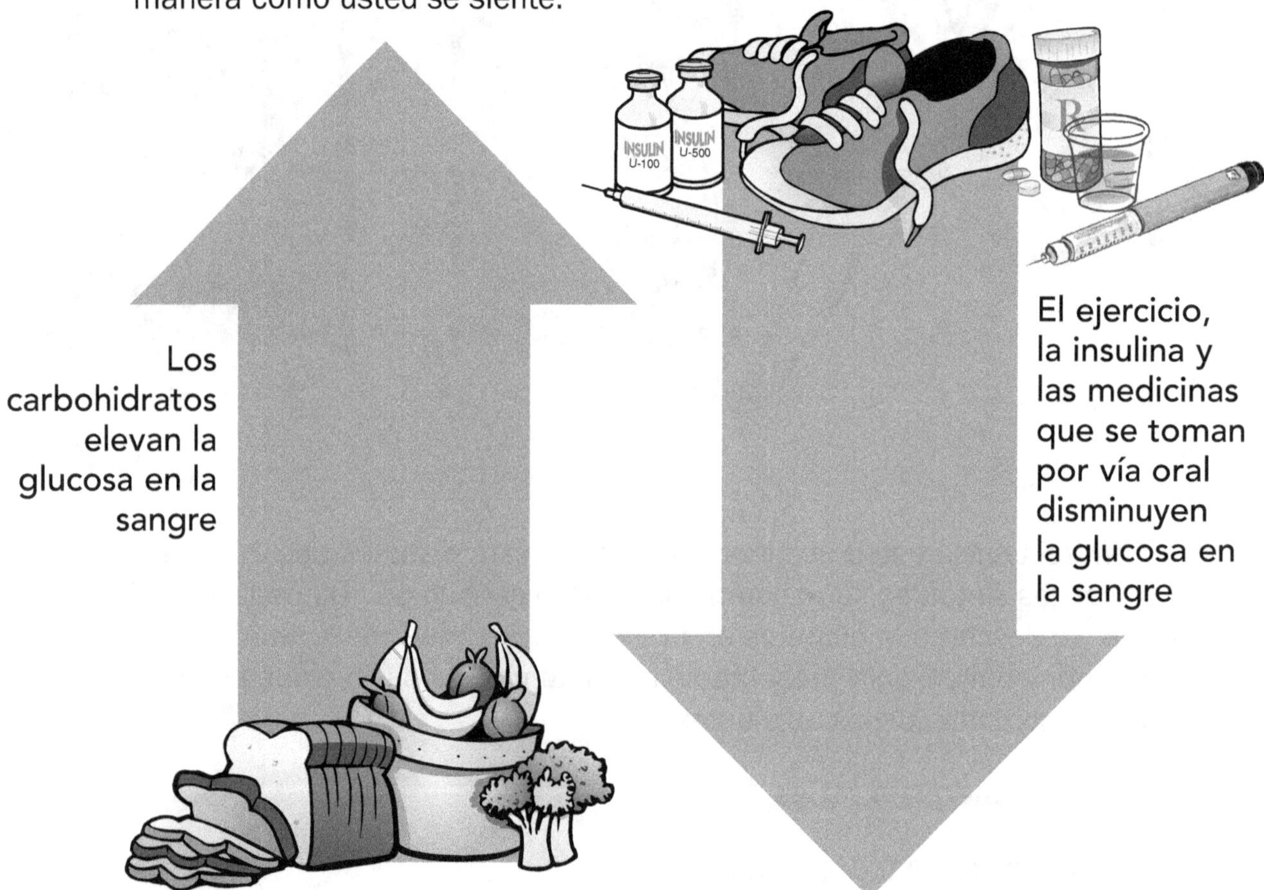

Si la planificación de las comidas y el ejercicio no son suficientes para
controlar la glucosa de la sangre, es posible que le receten también
una medicina para la diabetes (que se conoce como agente oral). Los
agentes orales no son insulina. Son pastillas y su función es ayudar a
controlar la glucosa en la sangre. A veces, puede ser que las personas
con diabetes tipo 2 tengan que aplicarse insulina. Continuamente
se están evaluando nuevos agentes orales y es posible que le sean
recetados en su tratamiento. Puede ser que se agregue una droga
llamada Metformina si usted tiene sobrepeso o si su diabetes no está
bien controlada.

Tratamiento

Información general

El objetivo del tratamiento de la diabetes es mantener el nivel de glucosa en la sangre tan cerca a lo normal como sea posible. Cualquiera de los extremos (alto o bajo) puede causar problemas.

Si la glucosa se mantiene alta en la sangre, usted está propenso a tener problemas con la circulación y con las infecciones o las lesiones que sanan lentamente. La glucosa alta en la sangre que no se controla puede causar daños en algunos órganos de su cuerpo como el corazón, los vasos sanguíneos, los nervios, los riñones, los ojos y los pies.*

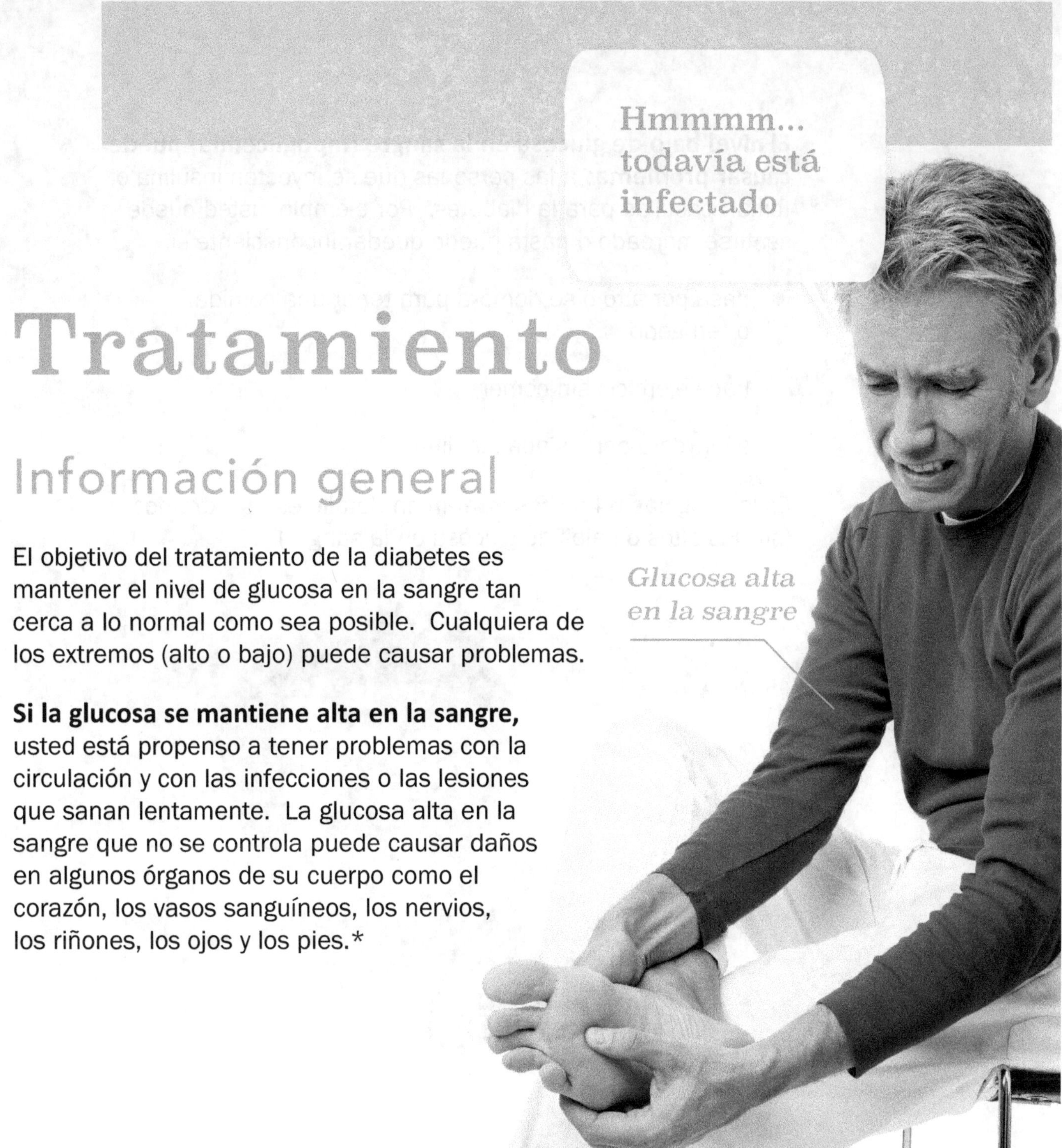

*El estudio Diabetes Control and Complications Trial (Ensayo sobre el Control y Complicaciones de la Diabetes - DCCT, por sus siglas en inglés) mostró que el control estricto de la glucosa de la sangre reduce enormemente las complicaciones a largo plazo para las personas con diabetes tipo 1. Hubo una reducción del 76% en el riesgo de contraer enfermedades de los ojos, una reducción del 50% en el riesgo de contraer enfermedades de los riñones y una reducción del 60% en el riesgo de contraer enfermedades de los nervios. El estudio United Kingdom Prospective Diabetes Study (Estudio Prospectivo sobre la Diabetes en el Reino Unido – UKPDS, por sus siglas en inglés) mostró beneficios similares para las personas con diabetes tipo 2.

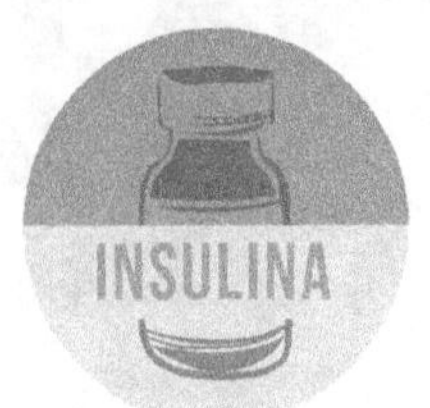

El nivel bajo de glucosa en la sangre (hipoglicemia) puede causar problemas a las personas que se inyectan insulina o toman pastillas para la diabetes. Por ejemplo, usted puede sentirse mareado o hasta puede quedar inconsciente si:

- pasa por alto o se demora para tener una comida o refrigerio

- hace ejercicio sin comer

- se inyecta demasiada insulina.

En las páginas 64 a 68 se tratan en detalle estos extremos (niveles altos o bajos de glucosa en la sangre).

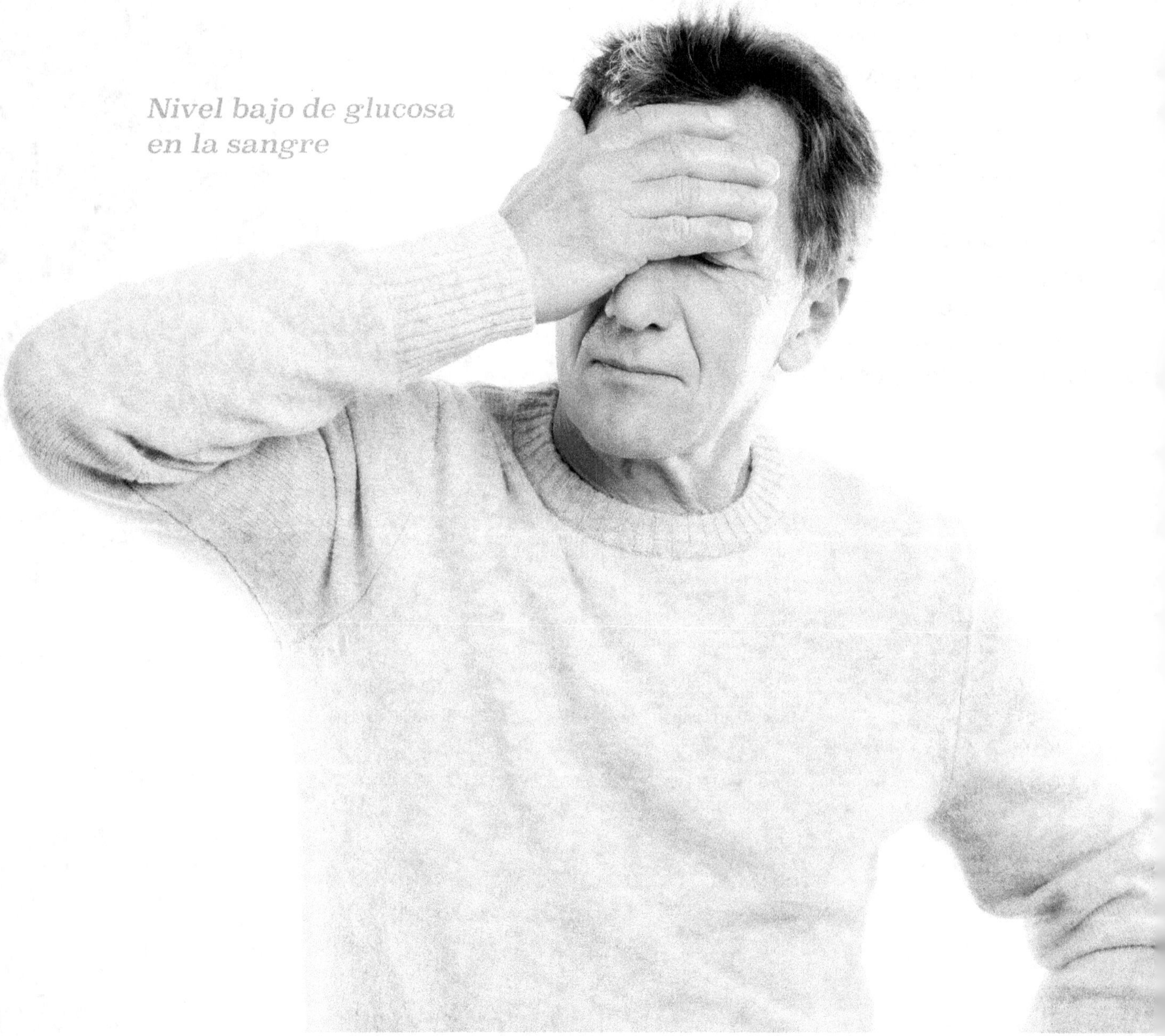

Nivel bajo de glucosa en la sangre

Las personas con diabetes tipo 1 necesitan inyectarse insulina. Es
posible que algunas personas con diabetes tipo 2 necesiten tomar una
pastilla para ayudar a disminuir su nivel de glucosa en la sangre. En
ciertos momentos, algunas personas con el tipo 2 pueden necesitar
inyectarse insulina. Esto puede deberse al estrés (como el embarazo,
una enfermedad o el divorcio), lo que puede causar que usted
necesite medicamentos por un corto período de tiempo.

Su objetivo de mantener su nivel de glucosa en
la sangre tan normal como sea posible podrá ser
alcanzado en una de las siguientes maneras:

Las personas que tienen diabetes
tipo 1 deberán mantener un equilibrio entre:

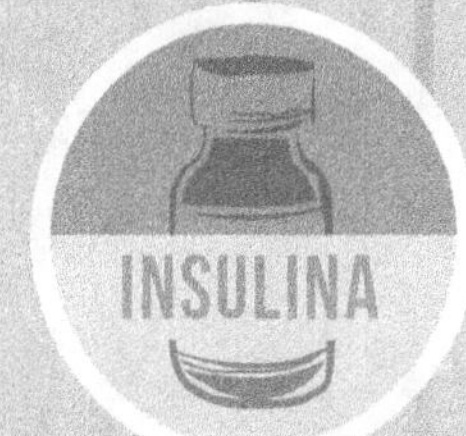

- Las comidas

- El ejercicio

- La insulina

Las personas que tienen diabetes
tipo 2 deberán mantener un equilibrio entre:

- Las comidas

- El ejercicio

- El peso corporal

- Las pastillas, la insulina
  o ambas (si es necesario)

Alimentos

La parte más importante del tratamiento es saber mantener un equilibrio entre **lo que** usted come, **cuanto** come y **cuando** lo come. Cuando usted ingiere los alimentos correctos en las cantidades correctas, es más fácil controlar la glucosa de la sangre.

Un nutricionista certificado puede ayudarle a usted y a su familia a planificar las comidas para controlar la glucosa en su sangre. Los alimentos que usted debe consumir a diario dependen de que tanto **pesa**, que tan **activo** se mantiene y que **medicamentos** está tomando.

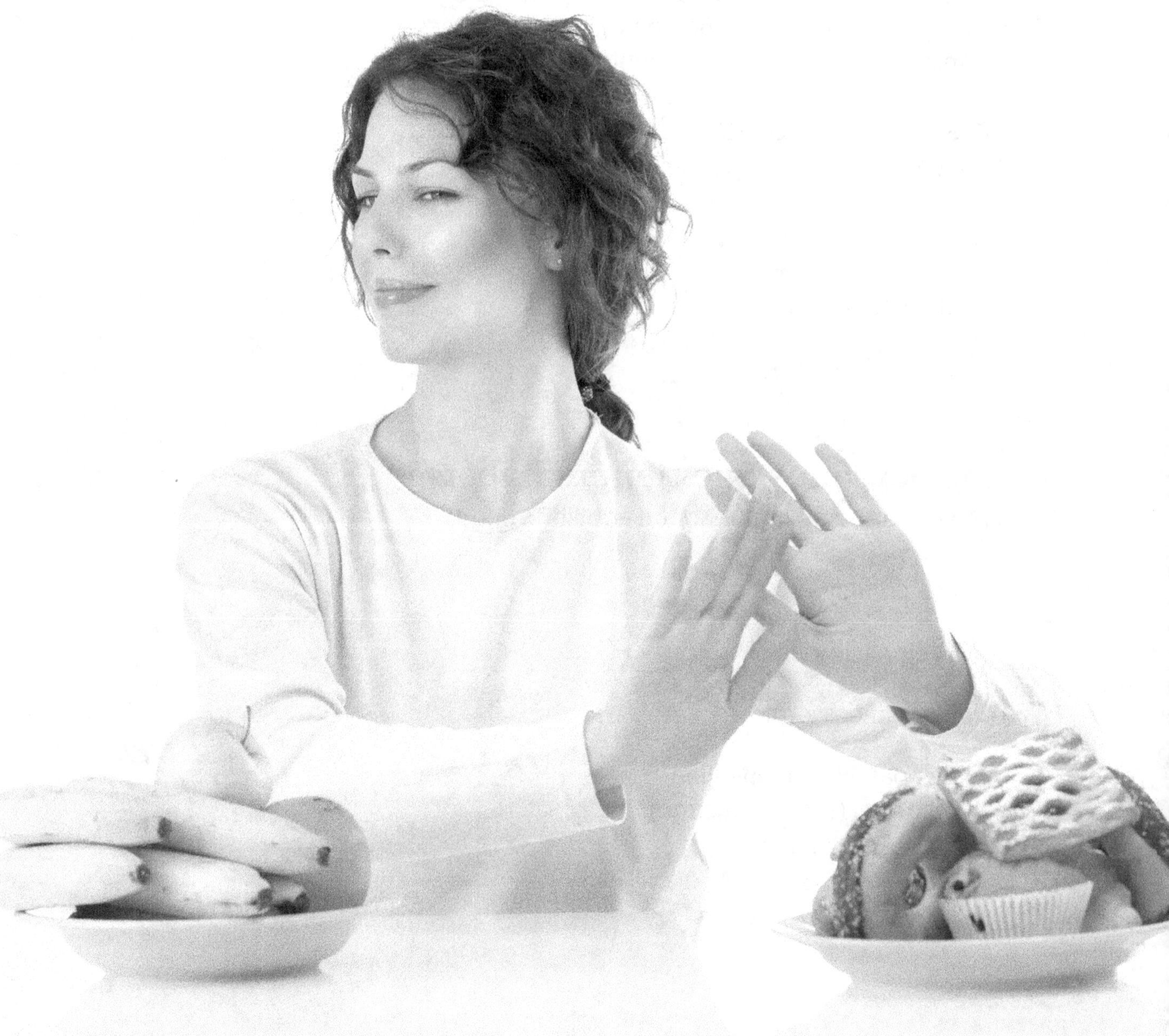

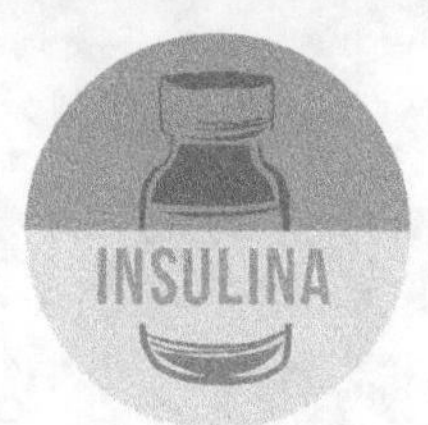

Tenga en cuenta lo siguiente al escoger los alimentos:

Si usted usa insulina:

- coma aproximadamente **a la misma hora** todos los días; no pase por alto las comidas ni posponga las comidas o las meriendas

- consuma **las cantidades correctas de los alimentos correctos** en cada comida (lleve la cuenta de los carbohidratos)

- consuma una **merienda a la hora de acostarse:**
    - si es parte de su plan de comidas, o
    - si su nivel de glucosa en la sangre es inferior a 100

- **consuma alimentos bajos en grasas**

- **haga un poco de ejercicio todos los días**

- **coma antes de hacer ejercicio** si su nivel de glucosa en la sangre es inferior a 150 (pero nunca haga ejercicio si su glucosa de la sangre es inferior a 150)

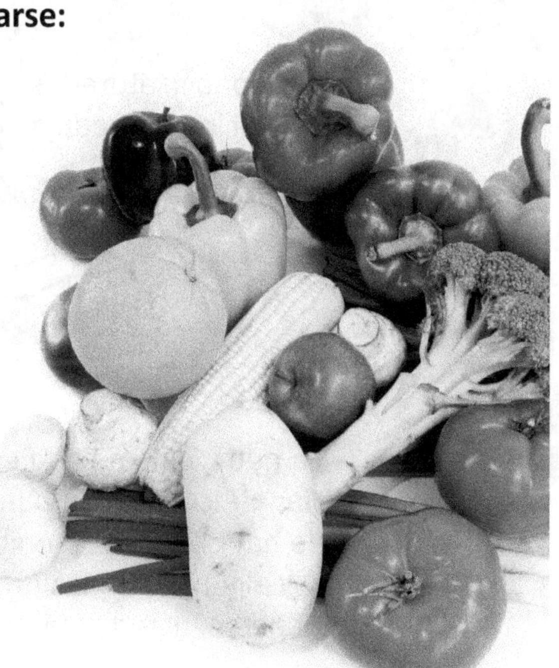

Si usted no usa insulina:

- **siga su plan de comidas** usando una variedad de comidas saludables

- **controle el tamaño de las porciones** (véase la página 25)

- **mantenga el equilibrio** en la cantidad **total de carbohidratos** (almidones, frutas, leche y azúcar) en todas sus comidas

- **consuma alimentos bajos en azúcar, grasas y sal**

- **haga ejercicio con frecuencia**

- propóngase alcanzar un **peso corporal** que sea saludable para usted (véase la página 42) y manténgalo

Selección de los alimentos

Para ayudarle a planificar las comidas, todos los alimentos han sido puestos en grupos dependiendo de que tantos carbohidratos, proteína y grasa contienen. Estos 3 grupos son:

1. Grupo de carbohidratos

Almidones
Fruta
Leche
Verduras
Otros carbohidratos

2. Grupo de proteínas

Carne y sustitutos de la carne
    muy magros
    magros
    medianos en grasa
    altos en grasa

3. Grupo de grasas

Monoinsaturadas
Poliinsaturadas
Saturadas

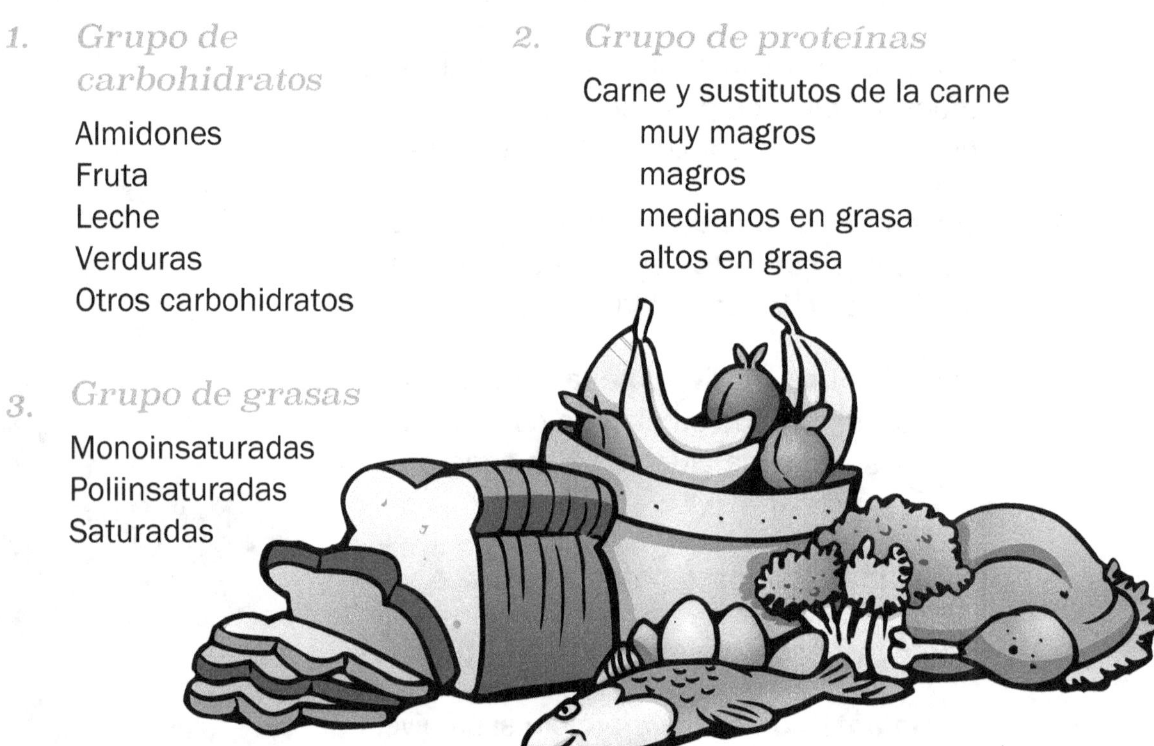

Un nutricionista certificado puede ayudarle a usted a elaborar un plan de comidas que incluya las comidas que a usted le gustan. No hay comidas "prohibidas" para una persona con diabetes, pero hay algunas con las que usted debe tener cuidado. Al padecer de diabetes, usted está en riesgo de padecer también cardiopatías (enfermedades del corazón) e hipertensión, de manera que **tenga cuidado** con el consumo de sal.* Usted necesitará limitar la cantidad y el tipo de grasas en su régimen alimenticio. Asimismo, el azúcar tiene calorías y ninguna vitamina, y muchos alimentos con un alto contenido de azúcar también contienen grasa.

Consumir las comidas correctas en las cantidades correctas le ayudará a usted a controlar la glucosa en su sangre y a reducir el riesgo de otras enfermedades. También le ayudará a bajar de peso si es uno de los objetivos de su tratamiento.

*Propóngase consumir <1500 mg de sodio al día.
2018 Standards of Medical Care in Diabetes
(Estándares de Cuidados Médicos en Diabetes 2018).

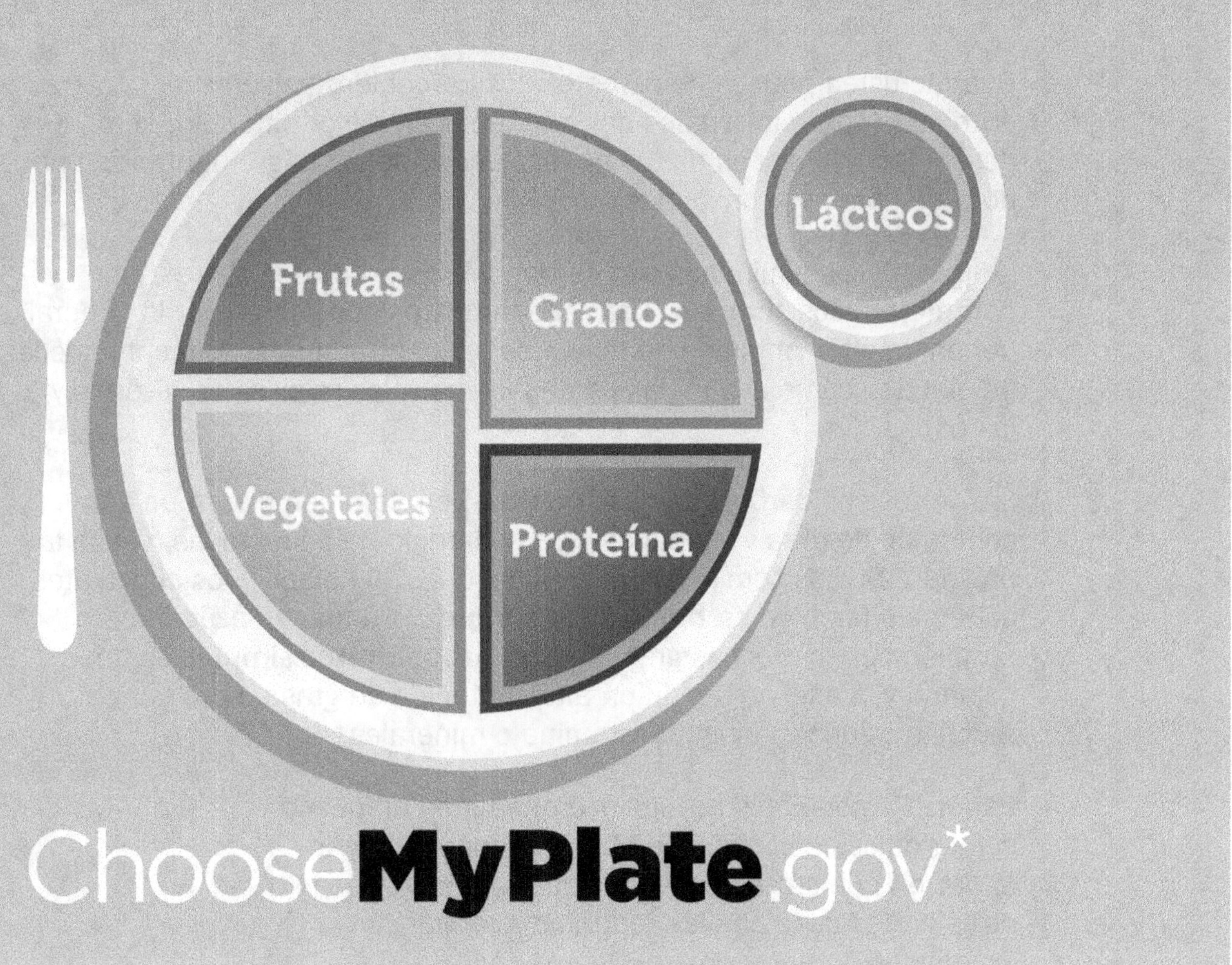

Mi plato

Este gráfico ilustra la manera como debería lucir su plato si sigue las directrices del Departamento de Agricultura de los Estados Unidos (USDA, por sus siglas en inglés). Para las personas con diabetes, la Asociación Americana de la Diabetes (ADA, por sus siglas en inglés) todavía promueve un plan de comidas y estilo de vida según las necesidades individuales y de acuerdo con su peso, medicamentos y nivel de actividades. La guía para determinar las porciones de sus comidas se llama "Create Your Plate" (Crea tu plato). Se puede obtener más información en www.diabetes.org.

*Fuente: Departamento de Agricultura de los Estados Unidos.
El USDA no respalda ningún producto, servicios ni organizaciones.

Carbohidratos (carbs)

Cuando usted padece de diabetes, los carbohidratos son los nutrientes sobre los cuales hay que tener un mejor entendimiento. Se descomponen casi en un 100% en glucosa de la sangre dentro de una hora de haberlos consumido.

El azúcar y los almidones son carbohidratos, y hay dos clases, los **complejos** y los **simples. Los carbohidratos complejos** por lo general tienen un alto contenido de fibra y se encuentran en los alimentos ricos en almidón como el pan, las pastas, el maíz, los frijoles, las alverjas y las papas.

Las frutas son **carbohidratos simples,** pero también tienen un alto contenido de fibra y vitaminas y un contenido bajo en grasas (véase la página 29). Las comidas como los pasteles, el helado y los chocolates contienen también **carbohidratos simples.** Contienen azúcar, pero también tienen muchas grasas. **Los carbohidratos simples** como la gelatina y la miel no tienen un alto contenido de grasa, pero tienen muchas calorías y ninguna vitamina o minerales.

Padecer de diabetes no significa que usted no pueda comer dulces. Significa que hay que tener cuidado al decidir que tanto puede consumir usted y que otras partes de la comida tendría que omitir. Se pueden preparar postres ligeros con frutas (frescas, congeladas o enlatadas en almibar ligero o sin que se haya agregado azúcar) y/o edulcorantes artificiales y se pueden contar como carbohidratos en su plan de comidas. Los siguientes son algunos ejemplos:

- yogur congelado, helado bajo en grasa

- galletas de jengibre, galletas Graham, galletas de vainilla

- budín sin azúcar

Es posible incorporar en sus comidas el azúcar (la sacarosa) y las comidas endulzadas con azúcar con la ayuda de un nutricionista. Estas comidas deben ser intercambiadas por comidas a base de carbohidratos en su plan de comidas, y no se deben agregar como algo adicional. Elegir alimentos adicionales puede resultar en un aumento de peso y en un control deficiente de la glucosa en la sangre. (Véase la página 89 para informarse sobre libros que le brindan información útil sobre este tema).

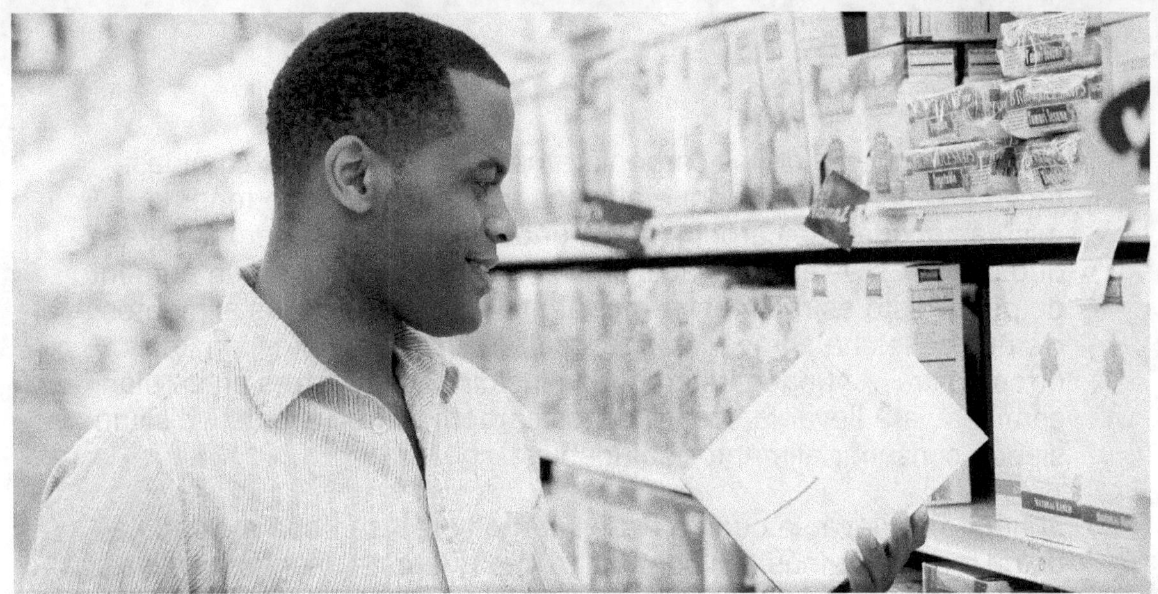

Lleve la cuenta de los carbohidratos

Llevar la cuenta de los carbohidratos es una manera de controlar la cantidad de carbohidratos (azúcares y almidones) que usted consume. Llevar la cuenta de los gramos de carbohidratos que usted consume le ayudará a mantenerse dentro del margen de carbohidratos recomendado que puede consumir diariamente. Si se aplica insulina, esto puede ayudarle a inyectarse la cantidad correcta de insulina según lo que usted consume y la cantidad que consume.

Las calorías de todas las comidas, incluso las grasas y las proteínas, se convierten en glucosa, pero no tan rápido como los carbohidratos. Los carbohidratos se convierten en glucosa dentro de una hora de haberlos consumido en una comida. De manera que usted necesita saber el número de carbohidratos que consume en cada comida para poder controlar sus niveles de glucosa en la sangre.

Por lo general, 45-55% del total de calorías que usted consume en el día debe provenir de los carbohidratos. Se deben distribuir entre sus comidas y meriendas dependiendo de sus necesidades, medicamentos y estilo de vida.

Para cada comida y merienda, usted debe saber el número de gramos de carbohidratos que su médico o nutricionista le ha recomendado, como también la cantidad de carbohidratos en las diferentes comidas. **Tenga en cuenta que una opción de carbohidratos es igual a 15 gramos de carbohidratos,** por ejemplo, una taza de leche, una rebanada de pan, una manzana pequeña. Pídale a su nutricionista una lista de estas cantidades en los alimentos. De otra manera, la cantidad de carbohidratos en un alimento puede encontrarse en su etiqueta. En las etiquetas, 11-20 gramos pueden contarse como una opción de carbohidratos.

Al llevar la cuenta de los carbohidratos en las diferentes comidas, tenga en cuenta que aunque algunos alimentos pueden tener la misma cantidad de carbohidratos, unos pueden contener más grasa que otros. Estas calorías adicionales pueden resultar en un aumento de peso. Esto es realmente importante en el caso de los alimentos a los que se les ha agregado azúcar como dulces, galletas, pasteles u otros postres. Aunque usted puede incluir estos postres en su plan de comidas para llevar la cuenta de los carbohidratos, el objetivo sigue siendo consumir alimentos saludables.

El hábito de llevar la cuenta de los carbohidratos puede ayudarle a usted a sentirse más "en control" ya sea que esté usando insulina o solamente esté llevando un régimen alimenticio para controlar la diabetes. Asumir el control de su régimen alimenticio le ayudará a alcanzar un buen control de la glucosa en su sangre y de su diabetes. Entre más informado esté usted sobre este tema, más libre se sentirá para manejar su diabetes.

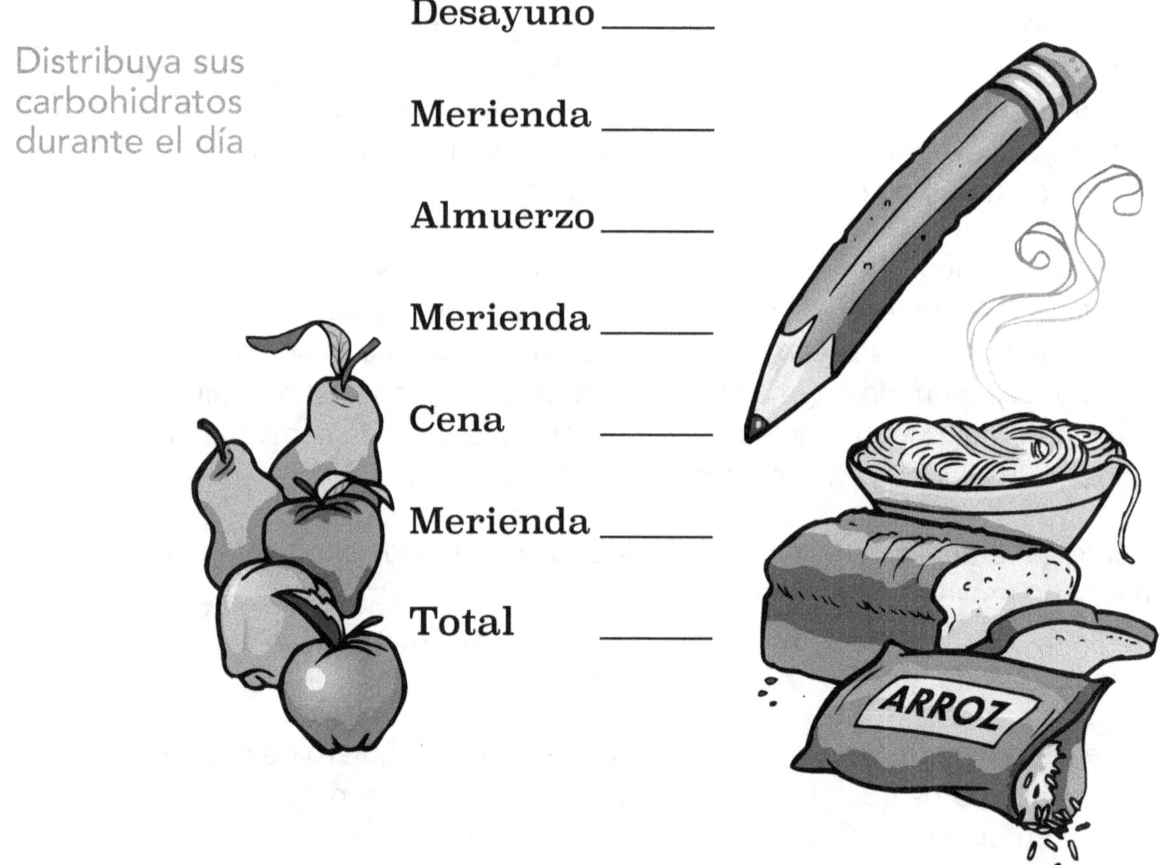

Si ha estado usando la "lista de intercambios" para cada grupo de alimentos, es posible que usted esté familiarizado con los tamaños de las porciones. **Una porción en las listas de intercambio antiguas equivale a 15 gramos de carbohidratos o una opción de carbohidratos.** Es muy importante ser exacto en sus selecciones de carbohidratos.

Simplifique su plan de comidas

Grupo de comidas	Ejemplos
Verduras que no contienen almidón	espinacas, judías verdes, otras verduras verdes, tomates, brécol, pimentones, cebollas, coliflor, setas (champiñones)
Granos y almidones	Panes integrales, cereales con alto contenido de fibra, arroz, pasta, tortillas, papas, fríjoles, maíz, palomitas de maíz sin mantequilla
Carnes o sustitutos de la carne	pollo, pescado, mariscos, puerco y carnes rojas magras, tofu, huevos, queso bajo en grasas

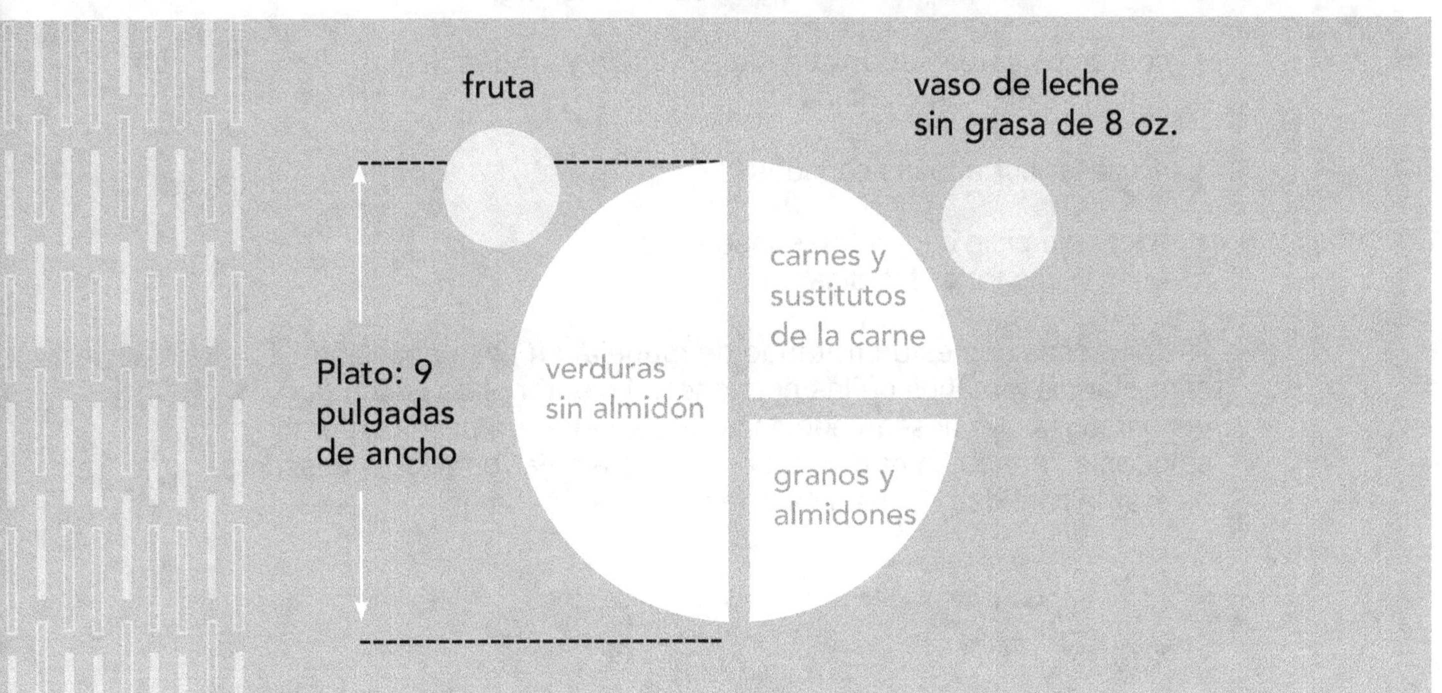

Crea tu plato* (Create your Plate*)

El número de porciones en cada comida que es correcto para usted depende de sus necesidades calóricas, ya sea usted un hombre o una mujer, su nivel de actividad y el control de su peso.

*Derechos de autor: Asociación Americana de la Diabetes, tomado de http://www.diabetes.org. Reimpreso con permiso de la Asociación Americana de la Diabetes

Las porciones o el tamaño de la porción es algo que usted debe tener muy en cuenta. Puede ser que desee utilizar un **taza y cucharas para medir,** junto con una **báscula pequeña** para poder determinar que tanto son 2 oz de carne o ½ taza de alverjas cocinadas en el momento de servirlas. Pese las carnes **después de cocinarlas y de haberles quitado la grasa.** Asegúrese también de pesar con cuidado las grasas como la margarina, la mayonesa y los aceites de cocinar. Para obtener ayuda con los tamaños de las porciones, por favor véase la parte interior de la cubierta posterior de este libro.

Si se está inyectando **insulina,** usted necesita mantener el equilibrio entre la insulina, los alimentos y el ejercicio. Para lograrlo, necesita ser consistente con los anteriores. Lo anterior significa:

- contar los carbohidratos en cada comida y merienda según su plan de comidas

- no pasar por alto las comidas

- hacer ejercicio e inyectarse insulina a las mismas horas todos los días

Las personas que están tratando de manejar su peso necesitan controlar los tamaños de las porciones. Lo anterior es válido para las personas que desean adelgazar o mantener un peso corporal saludable. A medida que usted comienza a bajar de peso, necesitará ajustar la cantidad de insulina que necesita.

NOTA:

Si se está inyectando insulina o tomando pastillas para la diabetes, posponer o pasar por alto una comida puede resultar en un nivel bajo de glucosa en la sangre. Pasar por alto una comida puede causar que usted coma más en la siguiente comida. Además, le resultará más difícil "mantener el equilibrio en su estilo de vida", y también puede hacer que le sea más difícil bajar de peso.

Tamaño de las porciones

Estos recordatorios rápidos pueden darle una idea aproximada del tamaño de una porción. Con la práctica usted podrá tener una mejor idea sin tener que pesar los alimentos.

1 cucharadita
= un sello de correo

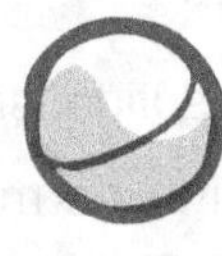

2 cucharadas
= una pelota
de ping pong

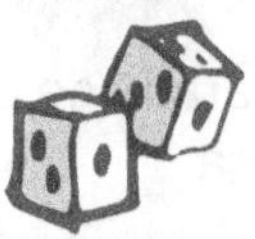

1 oz
= un par de dados

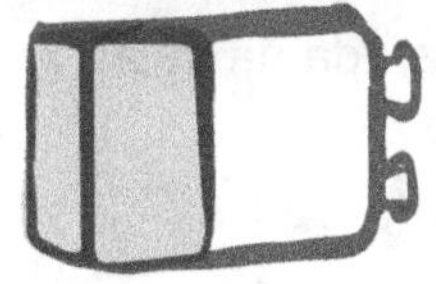

1½ oz
= una pila de
9 voltios

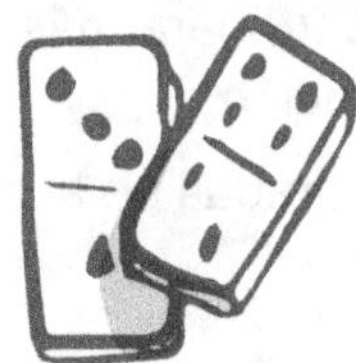

2 oz
= un par de fichas
de domino

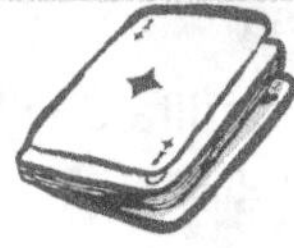

**3 oz de carne, pescado
o pollo cocinados**
= una baraja de 52
cartas

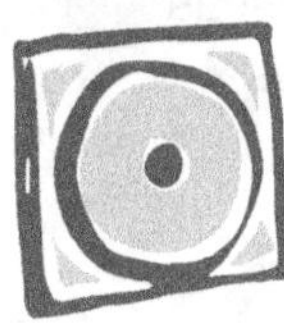

1 rebanada de pan
= un estuche de CD

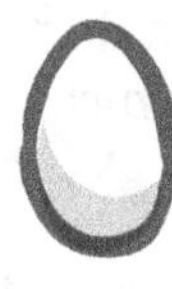

¼ de taza
= un huevo

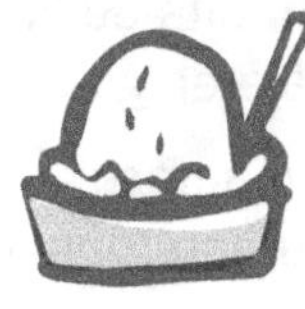

½ taza
= una bola de helado

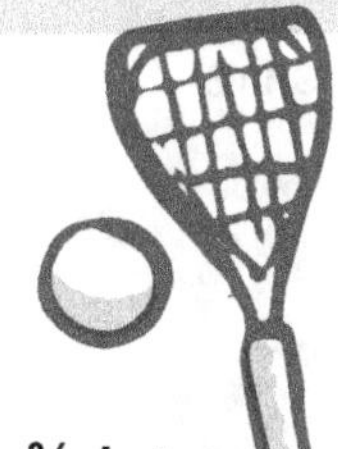

¾ de taza
= una raqueta
de ráquetbol

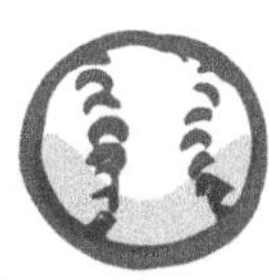

1 taza
= una pelota
de béisbol

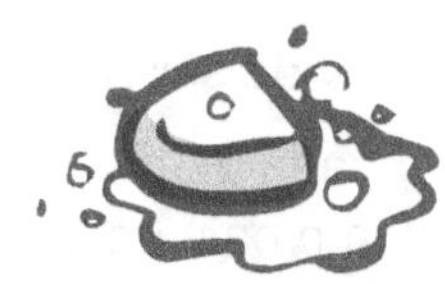

**1 trozo de
pan de maíz**
= ½ barra de jabón

Condimentos y alimentos de libre consumo

Hay algunos alimentos y condimentos que pueden ser consumidos sin tener que contabilizarlos. Se conocen como "alimentos de libre consumo" y tienen menos de 20 calorías o menos de 5 gramos de carbohidratos por porción. Usted puede consumir tantos de estos alimentos como desee cuando no se indica el tamaño de una porción. Si se indica el tamaño de la porción, usted puede comer hasta 3 porciones de estos alimentos de libre consumo. Distribúyalos cada día entre sus comidas y meriendas. Consumir todas las 3 porciones a la vez podría afectar el nivel de glucosa en su sangre.

sin grasa / bajo en grasa

1 cucharada de queso crema, sin grasa

1 cucharada de crema no láctea (líquida)

1 cucharada de crema no láctea (en polvo)

1 cucharada de mayonesa, sin grasa

1 cucharadita de mayonesa, baja en grasa

4 cucharadas de margarina, sin grasa

1 cucharadita de margarina, baja en grasa

1 cucharada de Miracle Whip, sin grasa

1 cucharadita de Miracle Whip, baja en grasa

aceite en aerosol antiadherente para cocinar

1 cucharada de aderezo para ensaladas, sin grasa

2 cucharadas de aderezo italiano para ensaladas, sin grasa

¼ de taza de salsa

1 cucharada de crema agria, sin grasa o baja en grasa

2 cucharadas de crema batida, ordinaria o "light"

sin azúcar / bajo en azúcar

1 caramelo sólido, sin azúcar

2 cucharaditas de mermelada o jalea, baja en azúcar o "light"

gelatinas sin azúcar

goma de mascar sin azúcar

sustitutos del azúcar (véase la pág. 28 para más información)

2 cucharadas de almíbar, sin azúcar

bebidas

cubo de caldo, caldo, consomé*

1 cucharada de polvo de cacao, sin azúcar

café

bebidas refrescantes (gaseosas, sodas) sin azúcar

mezclas en polvo de bebidas sin azúcar

té

condimentos

1 cucharada de salsa de tomate (ketchup)

1½ pepinillos encurtidos*

rábano picante

limón y jugo de limón

mostaza

salsa de soja*

1 cucharada de salsa de taco

vinagre

condimentos

ajo

hierbas, frescas o desecadas

pimiento

especias

Tabasco o salsa picante

vainilla u otros extractos

vino de cocinar

salsa Worcestershire

*Es posible que no se les permitan estos productos a las personas que siguen un régimen bajo en sodio.

Etiquetas de los alimentos

Leer las etiquetas de los alimentos puede ayudar a fomentar hábitos alimenticios saludables. Para saber lo que realmente contienen los alimentos, tenga en mente lo siguiente cuando lea los **Datos sobre la nutrición** en las etiquetas de los alimentos*:

- El **tamaño de la porción** que aparece en la etiqueta puede no ser el tamaño de la porción para una opción de carbohidratos. Puede ser que usted necesite hacer ajustes en el tamaño de la porción que se le permite. Si usted consume el doble del tamaño de la porción, se duplican también los otros nutrientes.

- El **Total de Carbohidratos** que aparece en la lista es importante para las personas con diabetes. Su cuerpo transforma los carbohidratos de los alimentos en glucosa de la sangre.

- **Los azúcares son parte del Total de Carbohidratos** que parecen en la etiqueta. Los azúcares enumerados en las etiquetas de los alimentos pueden ser azúcares agregadas o azúcares que se presentan naturalmente.

- La fibra también forma parte del **Total de Carbohidratos.**

- Tenga en cuenta los gramos del **Total de Grasas** en una porción.

- Limite las **Grasas Saturadas** a no más del 10% de todas las calorías consumidas. Este tipo de grasas aumenta el colesterol.

Este nivel de sodio es alto. Esto debería ser una preocupación si usted está siguiendo un régimen alimenticio bajo en sodio.

Macarrones con queso

Datos sobre la nutrición

8 Porciones por envase

Tamaño de la porción   2/3 de taza (55g)

Cantidad por porción

Calorías 230

% de Valor Diario*

	% de Valor Diario*
Grasa total 8g	10%
Grasa saturada 1g	5%
Ácidos grasos trans 0g	
Colesterol 0mg	0%
Sodio 160mg	7%
Total de carbohidratos 37g	13%
Fibra dietética 4g	14%
Total de Azúcares 12g	
incluye 10g de azúcares agregados	20%
Proteína 3g	
Vitamina D 2mcg	10%
Calcio 260mg	20%
Hierrro 8mg	45%
Potasio 235mg	6%

**El % de Valor Diario (VD) le informa a usted que tanto contribuye un nutriente en una porción de alimentos a un regimen alimenticio diario. Se usan 2,000 calorías al día paral hacer recomendaciones nutricioionales generales

*Algunas etiquetas son demasiado pequeñas para tener datos sobre la nutrición. Por ley, estas etiquetas deben tener un número de teléfono o dirección donde obtener esta información.

Edulcorantes artificiales

El aspartame y la sacarina son dos edulcorantes artificiales comunes.
Se encuentran en muchos productos que usted consume. Ambos
están aprobados por la FDA - Food and Drug Administration, (en
español, Administración de Alimentos y Medicamentos).

El aspartame es 200 veces más dulce que el azúcar, y solamente con
un poco se puede obtener un sabor muy dulce. Se puede comprar en
sobres o en pastillas para ser usado en bebidas u otros alimentos.
Un sobre o dos pastillas es lo mismo que 2 cucharaditas de azúcar.

Verifique las etiquetas en los edulcorantes para saber si contienen
aspartame o sacarina.

Otros edulcorantes artificiales que se consiguen en el mercado son
Sunett® o Sweet One® (acesulfamo K) y Splenda® (sucralosa). El
calor no afecta a Sunett® o Sweet One® y se puede usar para cocinar.
Splenda* no tiene calorías y no tiene ningún efecto en la glucosa de la
sangre o en HbA1c. Todos los anteriores están aprobados por la FDA.
Es posible que usted desee preguntarle a su médico o nutricionista
sobre estos productos o sobre cualesquier
otros edulcorantes disponibles en
el mercado.

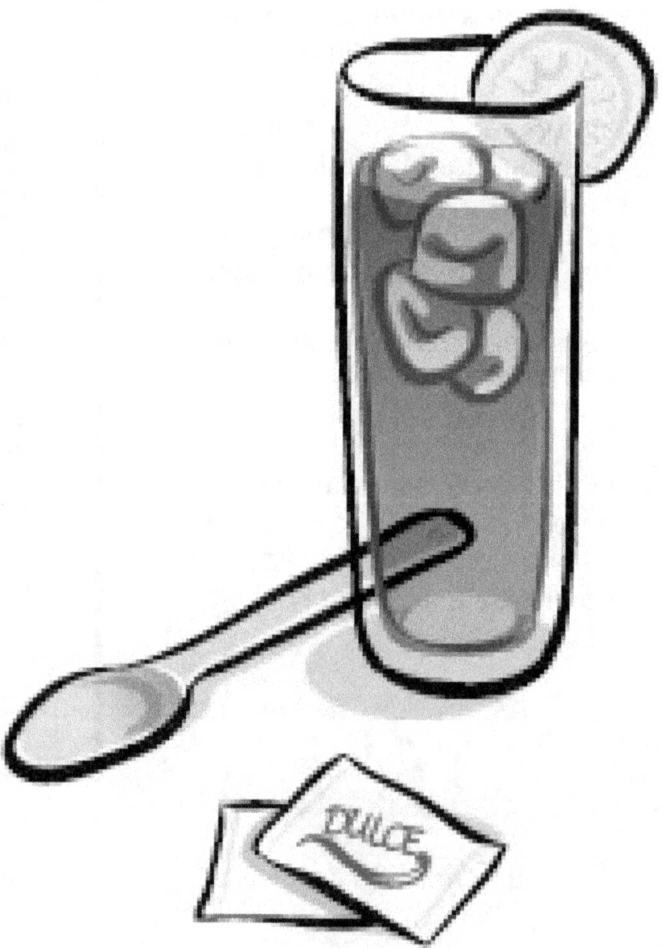

Alimentos dietéticos

Los alimentos dietéticos elaborados con fructosa, xilitol, manitol o sorbitol contienen calorías y carbohidratos. (Las cantidades grandes de xilitol, manitol o sorbitol pueden causar diarrea.) Muchas veces un producto dietético contiene tantas calorías como el alimento que está tratando de copiar. En el caso de las personas que necesitan bajar de peso, estos productos no representan ningún beneficio. (Es posible que usted descubra con frecuencia que estos productos cuestan más y no tienen el mismo sabor que el alimento que están tratando de copiar.) Los alimentos de este tipo deben ser contados en un plan de comidas como cualquier otro alimento.

Algunos alimentos marcados con una etiqueta de "dietéticos" pueden ser bajos en azúcar, pero aún así pueden tener un alto contenido de carbohidratos, grasas, colesterol o sodio. Algunos alimentos bajos en grasa pueden tener un contenido más alto de carbohidratos y sodio que los productos comunes. Lea las etiquetas cuidadosamente. Es posible que los alimentos que dicen en la etiqueta "sin azúcar" no tengan azúcar, pero pueden contener otros edulcorantes con un alto contenido de carbohidratos y calorías.

Fiber

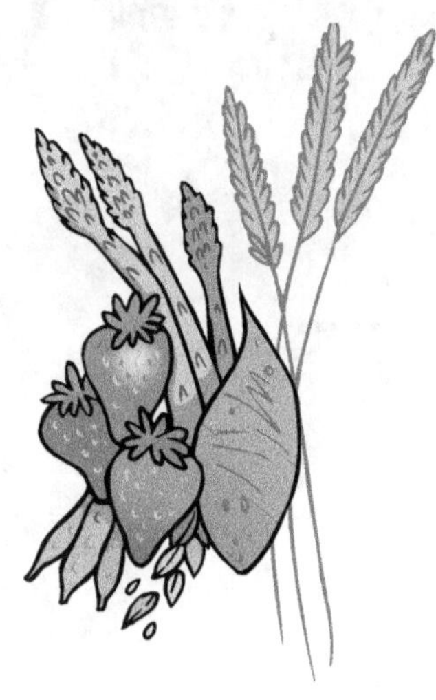

La fibra dietética es la parte de los alimentos proveniente de las plantas que no se digiere. Hay dos tipos de fibra, la fibra soluble y la insoluble. Los alimentos con un contenido alto de fibra soluble pueden ayudar a reducir la acumulación de grasa en las arterias (aterosclerosis). Algunos alimentos que son una buena fuente de este tipo de fibra son:

- granos secos, alverjas, lentejas

- frutas enteras

- salvado de avena, cebada

Los alimentos con un contenido alto de fibra insoluble pueden ayudar a prevenir el estreñimiento y pueden ayudar a reducir el riesgo del cáncer del colon y otros problemas digestivos. Algunos alimentos que son una buena fuente de este tipo de fibra son:

- wheat bran
- most grains
- vegetables
- nuts

Colesterol y grasas saturadas

Los alimentos con un contenido alto de colesterol y
grasas saturadas fomentan la acumulación de grasa en
las arterias. Tener diabetes también lo hace a usted
propenso a la acumulación de grasa. A medida que
la grasa obstruye las arterias, el corazón tiene que
bombear más fuerte para hacer pasar la sangre por los
vasos sanguíneos que se han ido estrechando.

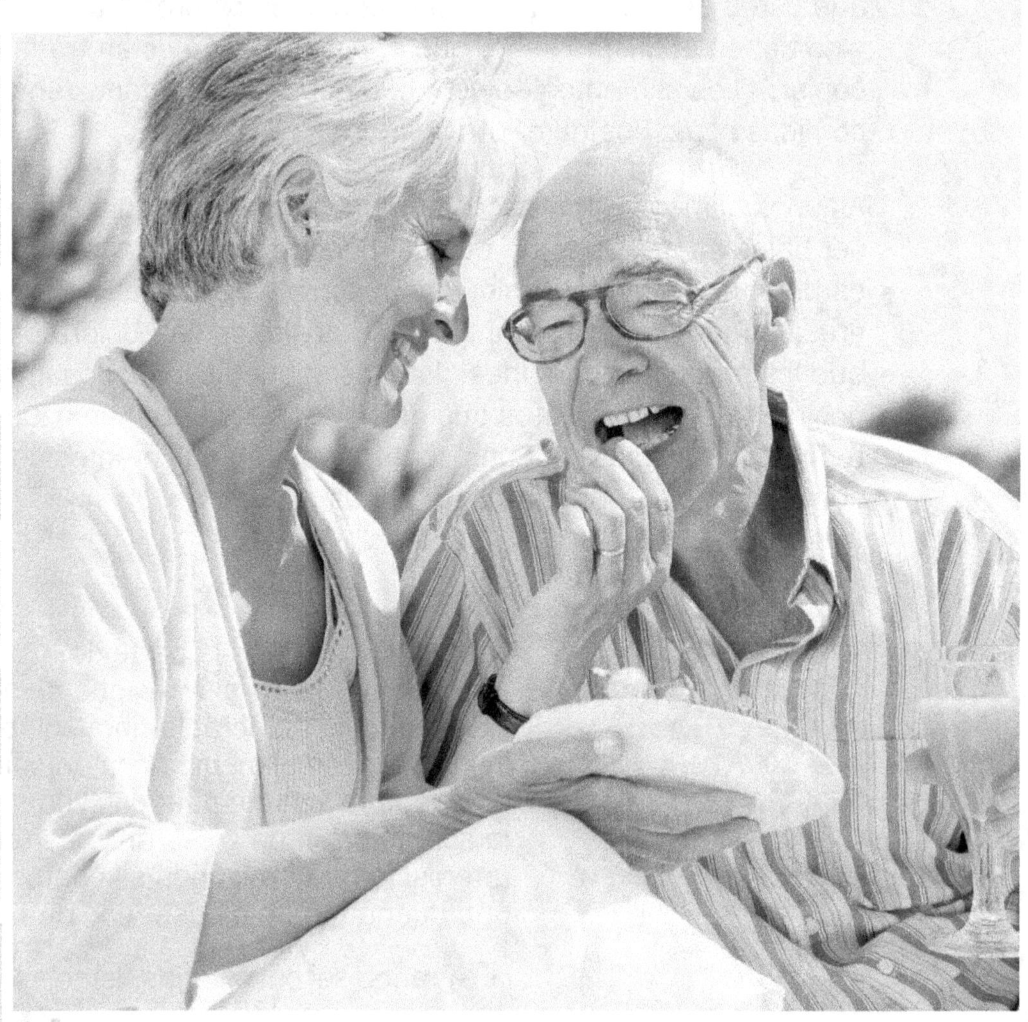

Asegúrese de consumir alimentos que tengan un contenido bajo en grasas
saturadas y colesterol. Es posible reducir las probabilidades de contraer
una cardiopatía (enfermedad del corazón) o un infarto al consumir alimentos
con grasas "buenas" (pescado con omega 3, nueces o aceite de olivas)
conjuntamente con hacer ejercicio de manera habitual. Es posible que su
médico le recomiende que consuma carnes magras o pescado y productos
lácteos bajos en grasa o sin grasa. Asimismo, limite los alimentos grasosos o
fritos y no consuma más de 3 o 4 yemas de huevo a la semana.

Hágase estas preguntas cuando coma afuera:

- **¿Que me servirán y a qué hora?** (Para evitar demoras, trate de hacer una reservación.) Si cree que va a comer más tarde que de costumbre, coma un refrigerio como por ejemplo una fruta antes de salir. O, antes de una cena tarde, usted podría comer el refrigerio que normalmente come a la hora de acostarse a la hora en que normalmente cena. Consulte a su médico o educador certificado de la diabetes sobre la hora en que usted debe aplicarse la insulina o tomar el medicamento en estas ocasiones especiales. Cuando hacerlo dependerá de si su efecto es a corto o a largo plazo, y con que frecuencia debe tomarlo.

- **¿Cuántas opciones de carbohidratos hay en la comida?** Hasta que usted se acostumbre a su régimen alimenticio, lleve con usted una lista para estar seguro sobre el tamaño de las porciones. Si no está seguro sobre lo que contiene un plato, pregunte. Si cree que no puede conseguir fruta fresca, lleve unas con usted.

Lo mejor es siempre **ordenar alimentos asados, horneados o cocinados al vapor.** Escoja comidas del menú identificadas como **"saludables para el corazón".** Pida que le sirvan todos los aderezos aparte. Evite las cacerolas o las comidas con salsas o apanadas porque usted estará consumiendo muchos más carbohidratos y grasas de lo que cree.

A continuación se dan algunos consejos para tener en cuenta al escoger las comidas en los restaurantes de "comidas rápidas" (fast foods). Ordene:

- **alimentos asados u horneados (por ejemplo, pollo)**

- **sin mayonesa, queso o salsas adicionales**

- **Alimentos "light" o magros identificados como bajos en grasa**

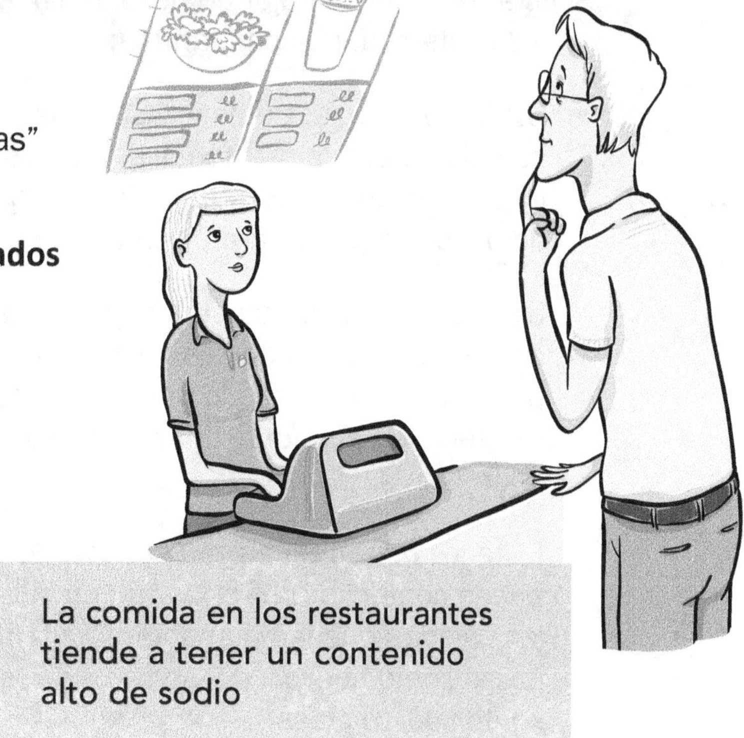

La comida en los restaurantes tiende a tener un contenido alto de sodio

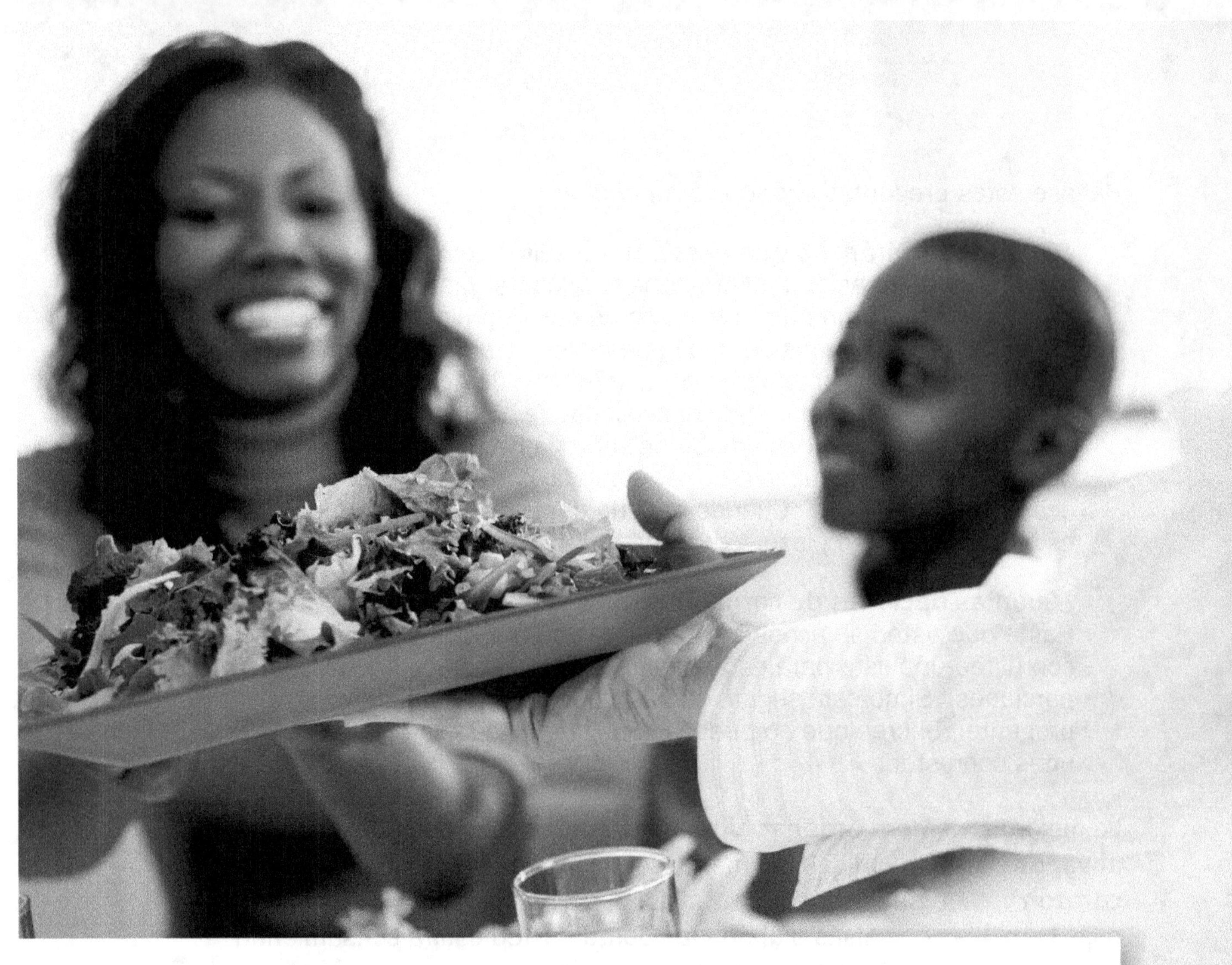

Si está tratando de bajar de peso, tenga en cuenta lo
siguiente cuando coma afuera:

- Ordene verduras, frutas y ensaladas frescas. Ignore las
  comidas fritas, la mantequilla, las salsas hechas con
  el jugo de las carnes (gravy), las salsas cremosas y los
  aderezos espesos para ensaladas.

- Lleve una copia de su plan de comidas y manténgase
  dentro del tamaño de sus porciones. (Usted siempre
  puede llevarse a casa lo que no alcance a consumir.)
  Conserve en su mente la foto de "Su plato" ("Create
  Your Plate").

- Evite los restaurantes con servicio de tipo "todo lo que
  pueda comer" o "buffet". (Aún en la barra de ensaladas
  las calorías pueden aumentar rápidamente si escoge
  cosas como huevos, queso o aderezos con un alto
  contenido de grasa.)

Planificación del menú

Conteo de carbohidratos

Recuerde que cada porción de carbohidratos debe tener 15 gramos de carbohidratos. El número de opciones de carbohidratos por cada comida depende de que usted sea **hombre** o **mujer,** como también que usted necesite **bajar de peso, mantener el peso** o si tiene un **estilo de vida muy activo.** Su médico, enfermera o nutricionista puede asesorarlo.

"Ejemplos de opciones de comidas"

Cada una tiene 15 gramos de carbohidratos en una porción.

Desayuno

½	bagel pequeño	1	taza de leche
1	rebanada de pan	½	taza de jugo
¾	taza de cereal, sin azúcar	½	banana
½	taza de avena o sémola de maíz (*grits*), cocinada	½	pomelo pequeño

Almuerzo

⅓	taza de pasta	6	galletas saladas
1	tortilla (de 6 pulgadas)	⅓	taza de arroz
½	pan de hamburguesa crudas	3	tazas de verduras
1	rebanada de pan		frutas (ver arriba)

Cena

½	taza de puré de papas	½	taza de boniato (camote)
3 oz.	papa horneada	½	taza de maíz o mazorca de 6 pulgadas
½	taza de guisantes verdes o legumbres secas cocinadas		fruta o leche (ver arriba)

Merienda

3	tazas de palomitas de maíz	1	barra de granola

Colabore con su enfermera o nutricionista para crear juntos un plan de comidas de muestra que sea adecuado para **usted.** Escríbalo en los espacios que aparecen a continuación.

	Día 1	Día 2	Día 3
_____Carbohidratos:	Desayuno	Desayuno	Desayuno
_____almidón/pan			
_____frutas			
_____verduras			
_____leche			
_____Carnes			
_____Grasas			
_____Alimentos de libre consumo			
_____Carbohidratos:	Almuerzo	Almuerzo	Almuerzo
_____almidón/pan			
_____frutas			
_____verduras			
_____leche			
_____Carnes			
_____Grasas			
_____Alimentos de libre consumo			
_____Carbohidratos:	Cena	Cena	Cena
_____almidón/pan			
_____frutas			
_____verduras			
_____leche			
_____Carnes			
_____Grasas			
_____Alimentos de libre consumo			
_____Carbohidratos:	Merienda	Merienda	Merienda
_____almidón/pan			
_____frutas			
_____verduras			
_____leche			
_____Carnes			
_____Grasas			
_____Alimentos de libre consumo			

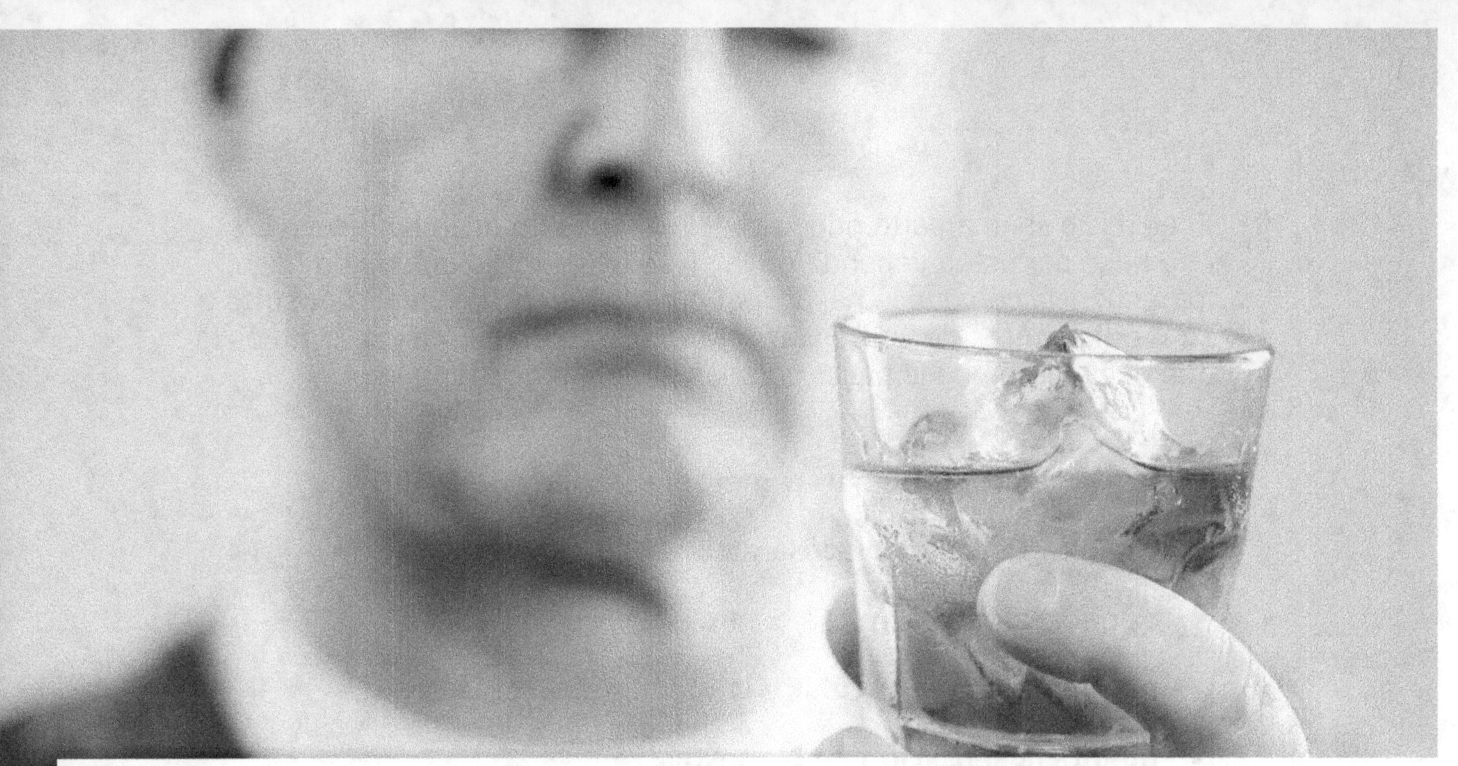

Bebidas alcohólicas

Es posible que usted pueda incluir las bebidas alcohólicas en su régimen alimenticio, pero **primero consulte a su médico.** Como regla general, se recomienda que su uso "sea moderado". En las mujeres esto significa no más de 1 bebida al día, (en los hombres no más de 2 bebidas al día) de los siguientes: 1¼ oz de licor, 4 oz de vino seco o 1 cerveza de 12 oz.

Si su médico dice que está bien consumir bebidas alcohólicas, **consulte a un nutricionista o Educador de la Diabetes Certificado** para revisar el uso de las bebidas alcohólicas en su pan de comidas. A continuación se hacen algunas recomendaciones que puede tener en cuenta:

- Antes de consumir una bebida alcohólica, su **diabetes debe estar bien controlada.**

- El alcohol puede causar problemas con algunos agentes orales (véase la página 56).

- El alcohol tiene **calorías pero no nutrientes.**

- **Coma inmediatamente antes de consumir una bebida alcohólica** o mientras esté tomando (nunca tome una bebida alcohólica con el estómago vacío), especialmente si la insulina está en su punto más alto.

- El alcohol puede **causar glucosa baja en la sangre** y hacer más difícil saber si usted tiene una reacción a la insulina.

- **Evite las bebidas muy dulces** como los licores y los vinos dulces o los que están preparados con agua tónica, bebidas carbonadas, jugos de frutas, etc.

Ejercicio

El ejercicio es una parte principal del tratamiento de la diabetes. Lo que hace por usted depende de la clase de ejercicio que usted haga, la frecuencia con que lo haga y por cuanto tiempo lo haga. **Consulte a su médico antes de comenzar un programa de ejercicios.** Esto es lo que el ejercicio puede hacer para las personas con diabetes:

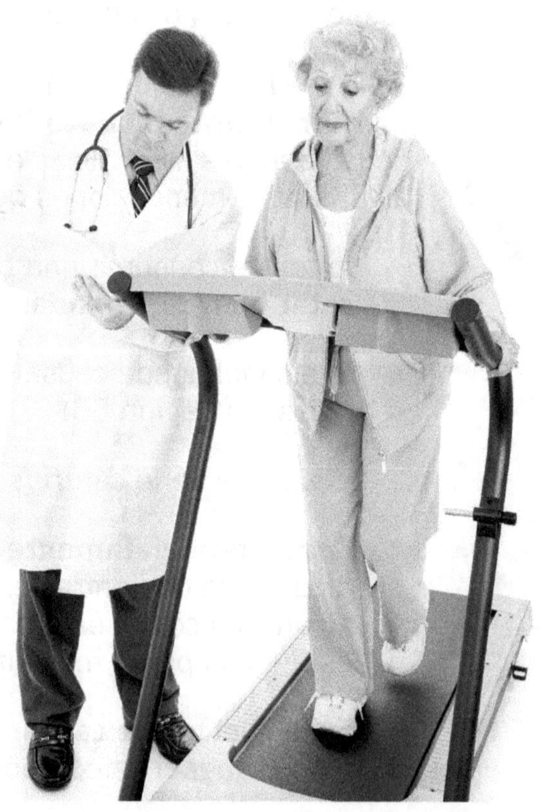

- **le ayuda al cuerpo a usar mejor la insulina**

- **reduce el nivel de glucosa en la sangre**

- **quema calorías** (ayuda a controlar el peso)

- **mejora el tono muscular y la función del corazón**

- **mejora la sensación de bienestar**

Las personas con diabetes deben someterse a un examen médico completo antes de comenzar un programa de ejercicios. Usted no debe hacer ejercicio cuando la glucosa está muy alta en su sangre (250+) o si hay cetonas presentes en su orina. (Usted también puede detectar las cetonas en su sangre con un medidor.*) Consulte a su médico si la glucosa se mantiene alta en su sangre o si usted detecta cetonas y su presencia es moderada o alta.

A muchas personas con diabetes se les recomendará que hagan ejercicio en grupo con supervisión médica. Su médico o especialista de ejercicios le dirá que tipo de ejercicios puede hacer y que tan intensos deben ser los ejercicios.

Recuerde que el ejercicio puede ser cualquier actividad física que sea adecuada para **usted.** Caminar o cualquier otra actividad que usted disfrute puede ser parte de un plan de ejercicios. Aun una caminata vigorosa de 20 minutos al día ha demostrado ser beneficiosa para la salud. Adquiera un contador de pasos y descargue una aplicación de Internet para alcanzar un buen estado físico de manera que usted pueda comprobar su progreso.

Si la glucosa está por debajo de 100 en su sangre, consuma una merienda antes de hacer ejercicio.

**Novo Max es el único medidor que puede detectar cetonas.*

Llevar la cuenta de las calorías es una manera de decidir que tanto ejercicio hacer. A continuación se da una muestra de algunos ejercicios y el número de calorías que queman:

Actividad	Calorías quemadas Por hora
Caminar	**250–450**
Nadar, trotar, montar en bicicleta	**400–650**
Subir escaleras, saltar la cuerda, máquina de esquí de fondo (cross-country ski machine)	**más de 400**

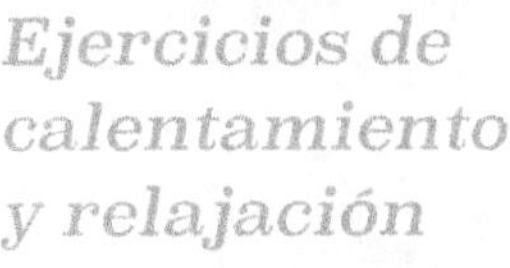

A continuación aparecen otras consideraciones que se deben tener en cuenta al hacer ejercicio:

- **Haga ejercicios de calentamiento antes de empezar su rutina, y después de terminarla haga ejercicios de relajación.** Camine lentamente por 5 a 10 minutos para calentarse. Luego haga los ejercicios más vigorosos de su rutina. Esto ayuda a aflojar los músculos para prevenir lesiones.

- Camine lentamente y estírese después de hacer los ejercicios más vigorosos para ayudarle al corazón a ajustarse a los latidos más lentos y evitar calambres en los músculos.

- **Haga algún tipo de ejercicio todos los días.** Utilice las escaleras en vez de usar los ascensores o las escaleras eléctricas. Camine a las tiendas cercanas. Haga una caminata corta durante los descansos del trabajo. Usted puede hasta marchar en el mismo lugar.

- **Comience lentamente y luego mantenga un ritmo que sea correcto para usted.** En el caso de una persona, los ejercicios con un programa de caminatas fáciles en la casa pueden ser similares al siguiente:

semanas 1–2	caminar ¼ de milla (una vez al día)	5 min.
semana 3	caminar ¼ de milla (dos veces al día)	5 min. cada vez

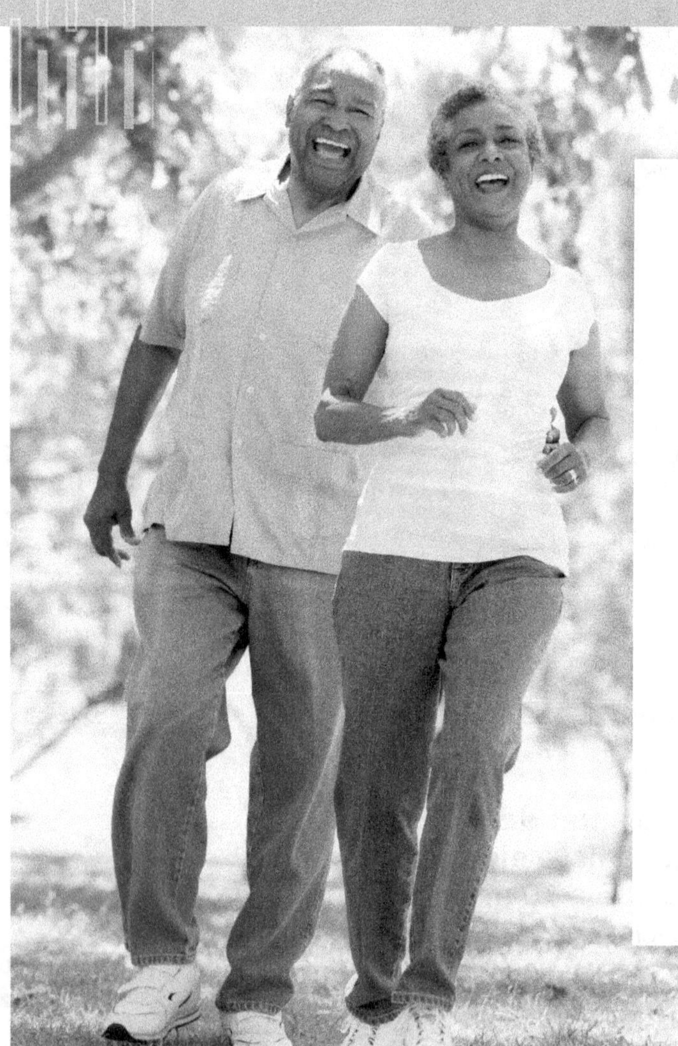

Cuando haga mal tiempo, usted puede continuar haciendo las caminatas en un centro comercial cerrado. Caminar es una manera segura de hacer ejercicio y que no requiere mucho gasto.

Su médico le dará instrucciones sobre el ritmo que debe mantener para hacer cualquier tipo de ejercicio. (En el caso de las personas con problemas de los pies o de las piernas, es posible que necesiten buscar otras formas de hacer ejercicio de manera segura.) Usted puede comenzar lentamente e incrementar el ritmo hasta llegar al ritmo que sea correcto para usted.

- Use zapatos que le den un buen **soporte** a sus pies, y use **ropa cómoda.**

- **Si practica algún deporte en equipo o se integra a una clase de baile o de ejercicio,** asegúrese de que el entrenador o instructor sepa que usted está aplicándose insulina o toma un agente oral. Él o ella necesita conocer los síntomas de la glucosa baja en la sangre y como tratarlos. (Véanse las páginas 64–66.)

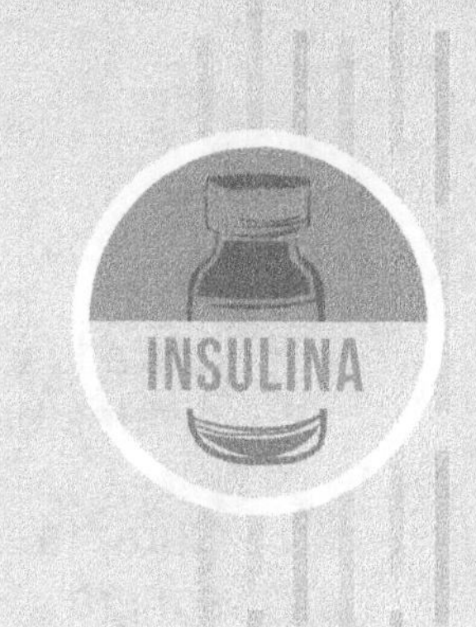

- **No se inyecte insulina en las partes del cuerpo que usa para hacer ejercicio.** Si está trotando, bailando, jugando tenis o practicando deportes de contacto como el fútbol, inyéctese la insulina en el abdomen en vez de hacerlo en los brazos o piernas. El ejercicio puede acelerar el uso de la insulina cuando se inyecta en un brazo o pierna.

- **Lleve su teléfono móvil** de manera que usted pueda llamar para pedir ayuda si necesita hacerlo. Asegúrese de que un amigo o miembro de su familia sepa donde va a estar usted haciendo ejercicio.

- **Siempre lleve con usted alguna forma de tratamiento** en caso de que baje su nivel de azúcar en la sangre.

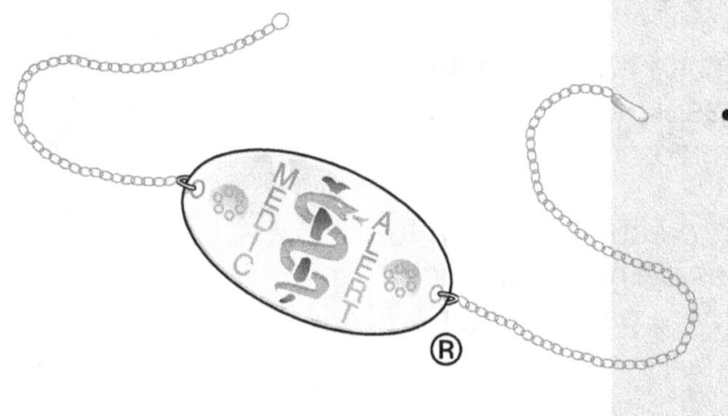

- Siempre lleve con usted algún tipo de identificación.Si usted tiene un accidente o pierde el conocimiento, un brazalete o collar de identificación informará a otras personas que usted padece de diabetes. (Véase la página 82 para obtener más información sobre la identificación de *MedicAlert* [AlertaMédica].)

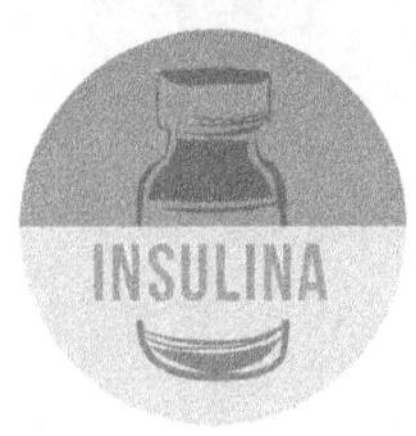

Precauciones al hacer ejercicio

(para los que se inyectan insulina o toman agentes orales que pueden causar niveles bajos de glucosa en la sangre)

Durante el ejercicio, su cuerpo usa más rápido la insulina y la glucosa de la sangre. Por consiguiente, usted debe estar enterado de su nivel de glucosa en la sangre y la manera como debe modificar sus comidas y la insulina para que se adapten a su entrenamiento. A continuación se hacen algunas recomendaciones generales:

- Siempre verifique la glucosa en la sangre antes y después de hacer ejercicio.

- Si se está inyectando insulina o tomando pastillas que puedan causar glucosa baja en la sangre, verifique la glucosa presente en su sangre antes de hacer ejercicio. Si no está por lo menos en 100, coma una merienda con carbohidratos antes de hacer ejercicio.

- Para evitar reacciones de glucosa baja en la sangre, no haga ejercicio cuando la insulina está en su punto más alto.

- Lleve con usted algún alimento que contenga azúcar cuando haga ejercicio (como gel de glucosa - véase la página 65).

- Si usted presenta reacciones a la glucosa baja en la sangre con frecuencia cuando hace ejercicio, dígaselo al médico. Puede ser aconsejable hacer ejercicio con un amigo.

- Cuando el nivel de glucosa en la sangre está cercano a lo normal, consuma algún alimento antes de hacer ejercicio. Si usted no lo hace, la glucosa en su sangre puede llegar a niveles muy bajos durante el ejercicio.

- Es posible que usted desee hablar con su médico o educador de la diabetes sobre cómo ajustar su insulina cuando hace ejercicio.

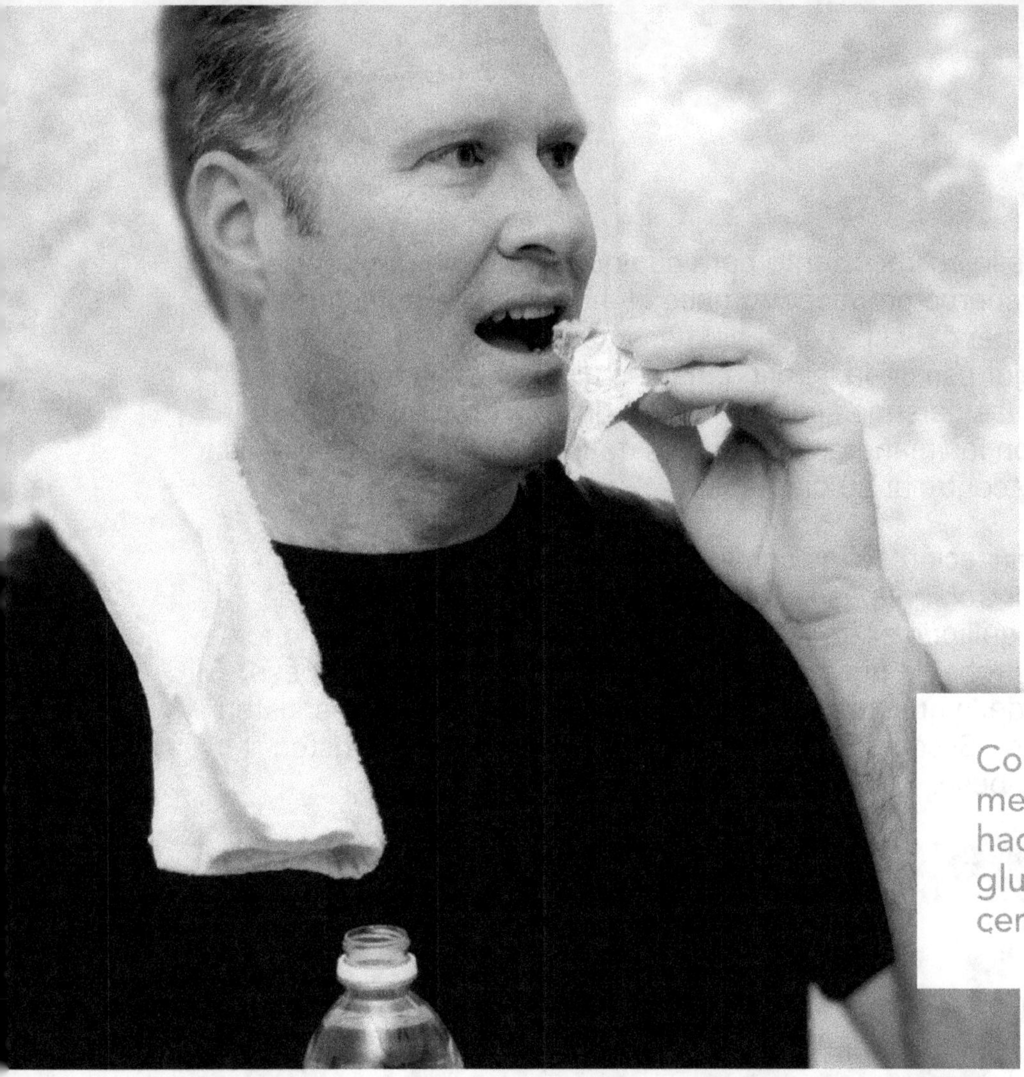

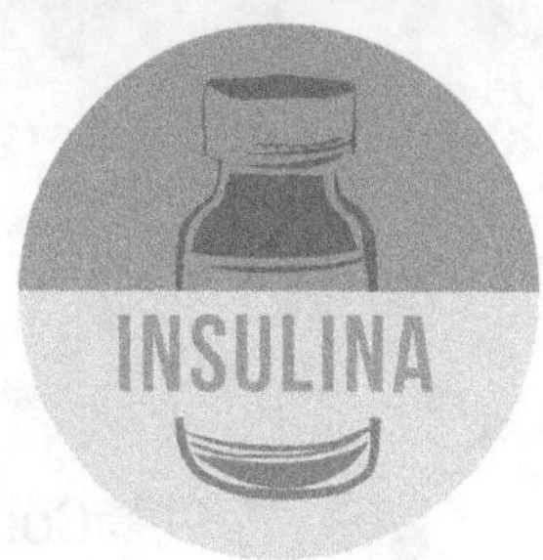

Consuma una merienda antes de hacer ejercicio si la glucosa está baja o cerca de lo normal.

- **Si el nivel de glucosa en la sangre está muy alto** (250+) **o si hay cetonas presentes** en los exámenes de orina, **no haga ejercicio.** Espere hasta que la glucosa de la sangre baje debido a que hacer ejercicio en esos momentos puede elevar la glucosa de la sangre a niveles aún más altos. Consulte al médico si la glucosa se mantiene alta en su sangre o si las cetonas de la orina están en el rango de moderadas a altas. (Por lo general, se practican el examen de cetonas en la orina las personas con diabetes tipo 1 o las personas delgadas con diabetes tipo 2 que se aplican insulina.)

- **Si está pensando ejercitar una parte de su cuerpo en la que normalmente se inyecta la insulina, use un sitio diferente para la inyección antes de hacer ese ejercicio.** (Por ejemplo, si está pensando salir a correr, aplíquese la inyección en el estómago en vez de hacerlo en la pierna.)

- **Use zapatos y medias (calcetines) que sean de la talla correcta para usted y que protejan sus pies. Examine sus pies antes de hacer ejercicio** e informe a su médico acerca de cualesquier problemas (como ampollas o infecciones).

Peso

Controlar el peso es importante para cualquier persona que tenga diabetes. Su cuerpo produce y/o hace el mejor uso de la insulina cuando usted tiene o está cerca del peso que es correcto para usted. Y al hacer mejor uso de la insulina, baja la glucosa en la sangre. Para la mayoría de las personas con diabetes tipo 2, el **control del peso** y el **ejercicio** son las maneras principales de mejorar el nivel de glucosa en la sangre y controlar su diabetes.

La planificación de las comidas junto con el ejercicio le ayudarán a controlar el peso. A medida en que usted comienza a mantener el equilibrio entre lo que consume con que tan activo que se mantiene, es probable que comience a notar un cambio en su peso. Si come menos de lo que su cuerpo necesita para las actividades, usted bajará de peso. Si come más de lo que su cuerpo necesita, usted aumentará de peso.

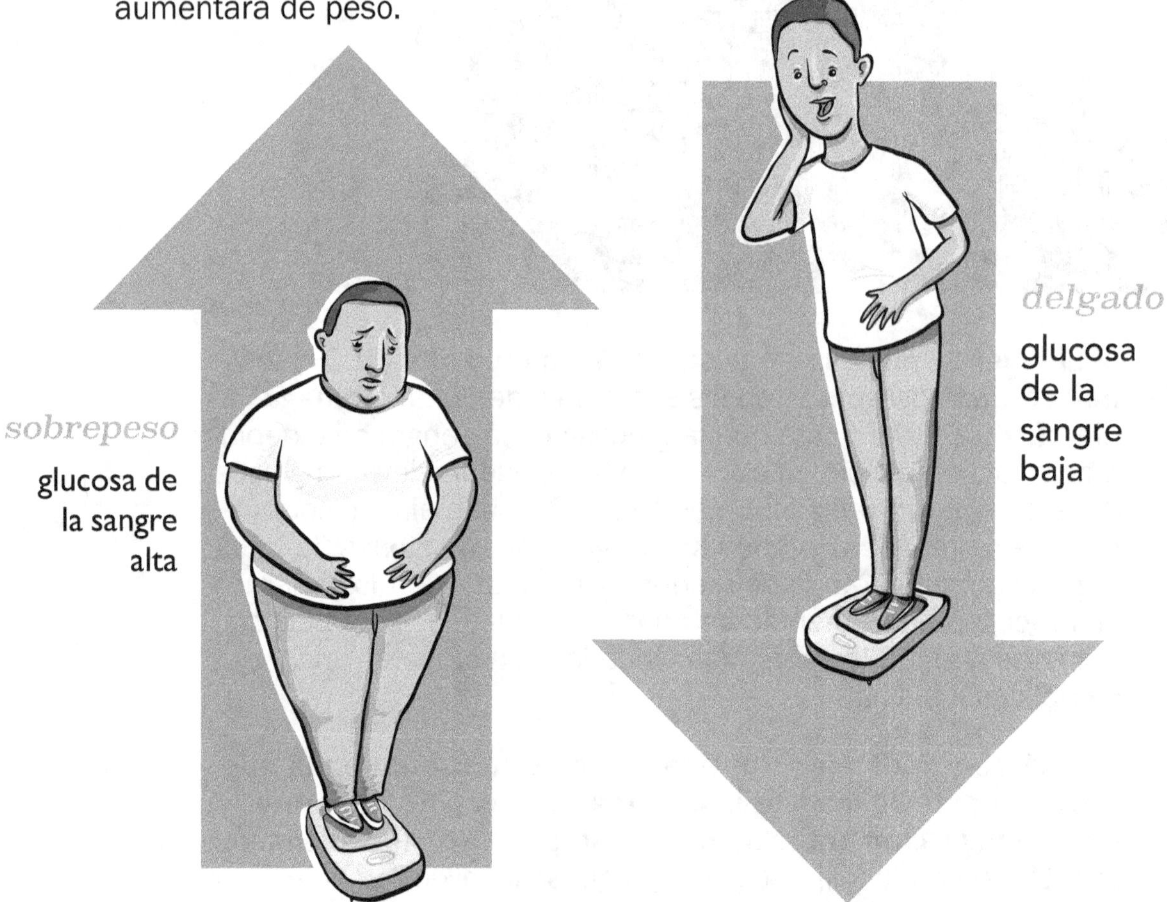

Pida ayuda a su médico o nutricionista para que le ayuden a fijar una buena meta de peso para usted. Si baja de peso lentamente (no más de 1 a 2 libras por semana), es muy probable que usted no vuelva a aumentar las libras que bajó.

Índice de masa corporal (IMC)*

Use este cuadro de índice de masa corporal (IMC) para saber si usted tiene sobrepeso. Si el puntaje de su IMC es de **24 o menos,** usted tiene un **peso saludable.** Si el puntaje de su IMC es **25 a 29.9,** usted tiene **sobrepeso.** Si el puntaje de su IMC es **30 o más,** se considera que usted es **obeso.** En el caso de los estadounidenses de origen asiático, un IMC de <23 es saludable.

Para usar el cuadro del IMC, encuentre su estatura en pulgadas en la columna del lado izquierdo (por ejemplo: 5 pies = 60 pulgadas). Luego siga la fila a lo largo hasta que encuentre su peso. Ahora mire el número en la parte superior de la columna del peso. Ese es su puntaje IMC.

Su puntaje IMC es:

Su estatura (en pulgadas)	19	20	21	22	23	24	25	26	27	28	29	30	31	32	33	34	35
							Su peso (en libras)										
58"	91	96	100	105	110	115	119	124	129	134	138	143	148	153	158	162	167
59"	94	99	104	109	114	119	124	128	133	138	143	148	153	158	163	168	173
60"	97	102	107	112	118	123	128	133	138	143	148	153	158	163	168	174	179
61"	100	106	111	116	122	127	132	137	143	148	153	158	164	169	174	180	185
62"	104	109	115	120	126	131	136	142	147	153	158	164	169	175	180	186	191
63"	107	113	118	124	130	135	141	146	152	158	163	169	175	180	186	191	197
64"	110	116	122	128	134	140	145	151	157	163	169	174	180	186	192	197	204
65"	114	120	126	132	138	144	150	156	162	168	174	180	186	192	198	204	210
66"	118	124	130	136	142	148	155	161	167	173	179	186	192	198	204	210	216
67"	121	127	134	140	146	153	159	166	172	178	185	191	198	204	211	217	223
68"	125	131	138	144	151	158	164	171	177	184	190	197	203	210	216	223	230
69"	128	135	142	149	155	162	169	176	182	189	196	203	209	216	223	230	236
70"	132	139	146	153	160	167	174	181	188	195	202	209	216	222	229	236	243
71"	136	143	150	157	165	172	179	186	193	200	208	215	222	229	236	243	250
72"	140	147	154	162	169	177	184	191	199	206	213	221	228	235	242	250	258
73"	144	151	159	166	174	182	189	197	204	212	219	227	235	242	250	257	265
74"	148	155	163	171	179	186	194	202	210	218	225	233	241	249	256	264	272
75"	152	160	168	176	184	192	200	208	216	224	232	240	248	256	264	272	279
76"	156	164	172	180	189	197	205	213	221	230	238	246	254	263	271	279	287

* Tomado del Instituto Nacional del Corazón, los Pulmones y la Sangre (NHLBI, por sus siglas en inglés)

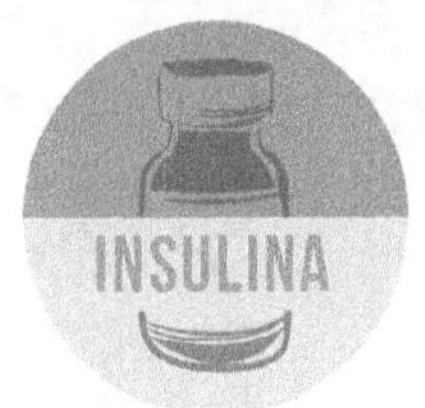

Insulina

La insulina se debe administrar por medio de una inyección. Hay varios métodos que pueden usarse para inyectar la insulina (por ejemplo, una jeringa, pluma o bomba de insulina). Su médico puede decirle cuál es la mejor manera de hacerlo. La **insulina no puede administrarse por vía oral (por la boca).** Los jugos gástricos la destruirían antes de poder ser usada.

Hay diversos tipos de insulina. Lo que distingue a los diferentes tipos de insulina es lo siguiente:

- **cuando comienzan a actuar**

- **en qué momento alcanzan su punto de máximo efecto**

- **el tiempo que dura su efecto**

La manera como responde una persona a un tipo de insulina puede ser diferente de la manera como responde otra. Su médico trabajará con usted para encontrar el tipo o los tipos y la cantidad de insulina que usted necesita.

información de insulina*

Tipos de insulina	El inicio	Efecto pico	duración del efecto
Humalog® / Novolog® / Apidra®	5 - 15 minutos	30 - 90 minutos	5 horas
R (Regular)	½ - 1 horas	2 - 4 horas	6 - 8 horas
N (NPH / NPL)	1 - 4 horas	6 - 10 horas	10 - 16 horas
Lantus / Levemir / Toujeo / Basaglar	2 horas	(no peak)	24 horas
Humalog® 75 / 25 mix (N + Humalog®)	5 - 15 minutos	7 - 12 horas	16 - 24 horas
Novolin® 70 / 30 mix (N + Regular)	30 minutos	7 - 12 horas	16 - 24 horas
Novolog® 70 / 30 mix (N + Novolog®)	5 - 15 minutos	7 - 12 horas	16 - 24 horas

* Adaptado de información obtenida de fabricantes de insulina.

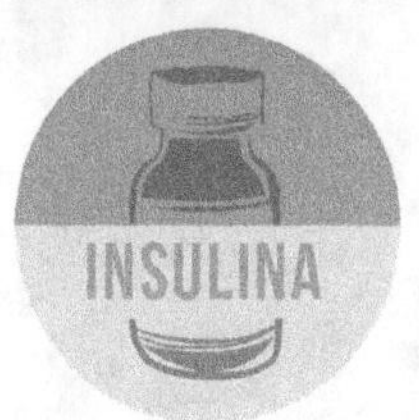

¿Cuándo surte efecto la insulina y por cuánto tiempo?

Al igual que cualquier otro medicamento, la insulina toma cierto tiempo para comenzar a surtir efecto. Esto es lo que se conoce como el **inicio del efecto (*onset of action*).** Después del inicio del efecto, la insulina alcanza su punto de máximo efecto o **efecto pico (*peak action*).** A partir de su punto de máximo efecto, la insulina dura un período de tiempo relativamente corto antes de que el cuerpo la agote y necesite más. Esto se conoce como **duración del efecto (*length of action*).**

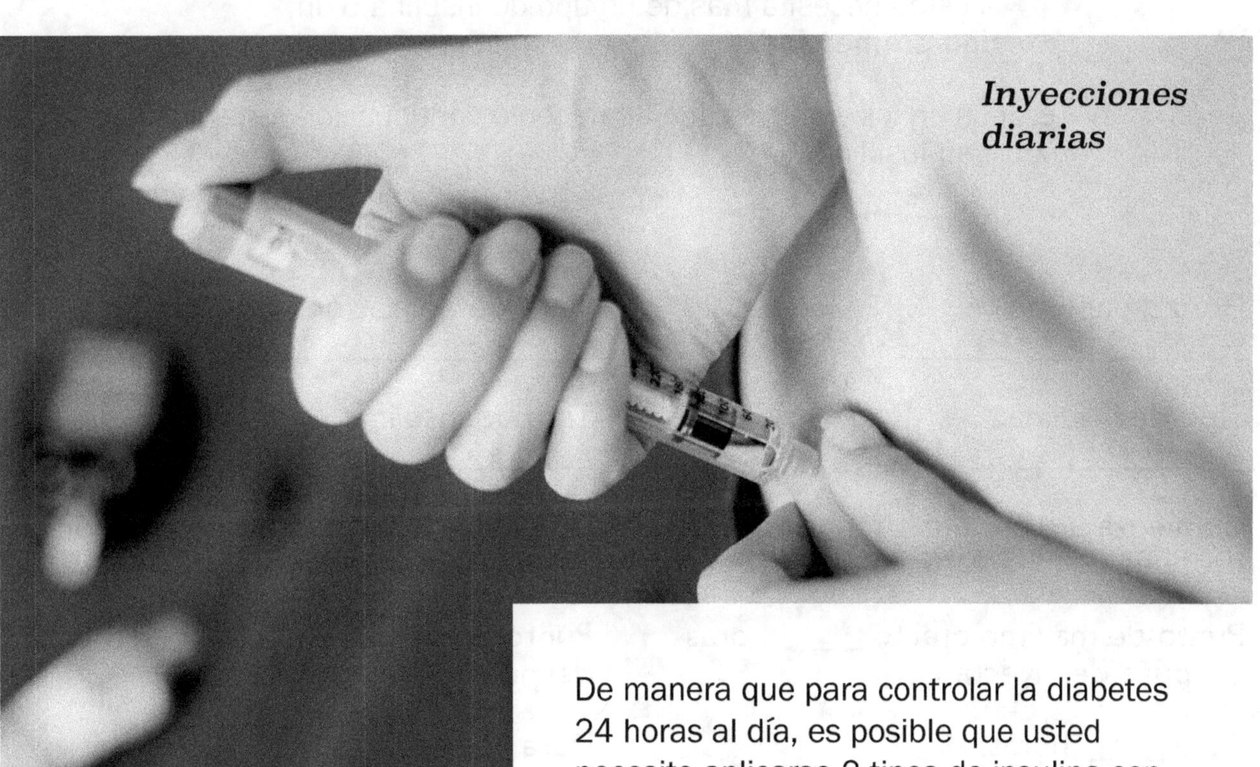

Inyecciones diarias

De manera que para controlar la diabetes 24 horas al día, es posible que usted necesite aplicarse 2 tipos de insulina con diferentes tiempos de duración de su efecto y puntos de máximo efecto. Con frecuencia estas insulinas pueden combinarse en una sola jeringa. Algunas insulinas también vienen premezcladas en una pluma. Consulte a su médico o educador de la diabetes antes de mezclar las insulinas. En el caso de muchas personas con diabetes, la mejor manera de alcanzar sus objetivos para controlar la glucosa en la sangre es dividir la insulina en 2 o más inyecciones al día. La insulina necesita ser aplicada a las mismas horas todos los días.

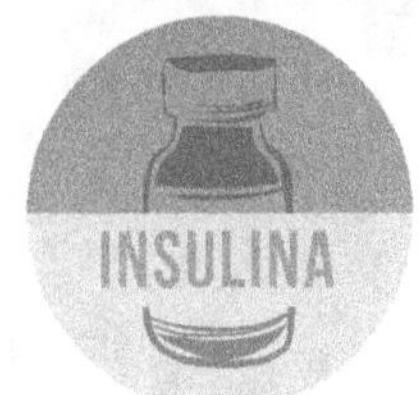

El inicio, el punto de máximo efecto y la duración del efecto dependen de muchos factores: el **tipo de insulina;** su **nivel de actividad;** y **en qué parte** de su cuerpo se inyecta la insulina.

Su médico le recetará:

- el **tipo** y la **marca** de insulina que usted necesita

- **con qué frecuencia** y **a qué horas** aplicársela

- la **dosis**

- si usted necesita más de un tipo de insulina o un **tipo premezclado**

Escriba en los espacios que aparecen a continuación estos datos sobre su insulina:

Hora de aplicación:
____

Tipo de insulina:
____

Comienza a surtir efecto ______ hora(s) después de inyectarla.

Punto de máximo efecto ______ horas después de inyectarla.

Dura ______ horas.

Hora de aplicación:
____

Tipo de insulina:
____

Comienza a surtir efecto ______ hora(s) después de inyectarla.

Punto de máximo efecto ______ horas después de inyectarla.

Dura ______ horas.

Hora de aplicación:
____

Tipo de insulina:
____

Comienza a surtir efecto ______ hora(s) después de inyectarla.

Punto de máximo efecto ______ horas después de inyectarla.

Dura ______ horas.

Hora de aplicación:
____

Tipo de insulina:
____

Comienza a surtir efecto ______ hora(s) después de inyectarla.

Punto de máximo efecto ______ horas después de inyectarla.

Dura ______ horas.

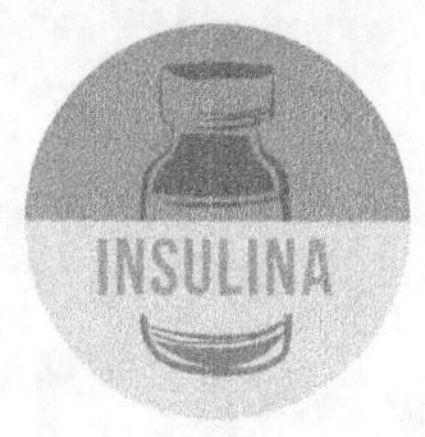

Almacenamiento de la insulina

Mantenga siempre una o más botellas adicionales de insulina o plumas desechables precargadas a la mano en casa o mientras esté viajando.

Cuando esté viajando, siempre lleve con usted insulina, plumas desechables precargadas y jeringas en todo momento. NO las ponga en el equipaje facturado debido a que puede extraviarse o llegar tarde. De cualquier forma en que esté envasada la insulina, siempre cabrá en un bolso o en un bolsillo. Pero nunca deje la insulina donde haga mucho calor (más de 86°F/30°C) o por debajo del punto de congelación. (Por ejemplo, **no la coloque** en la guantera de su carro o **directamente sobre el hielo** en una hielera.) Usted puede usar un vaso térmico, o es posible que usted desee adquirir un recipiente de almacenamiento especial.

Estos datos sobre el almacenamiento corresponden a la mayoría de las insulinas. **Consulte a su médico y farmaceuta** sobre la mejor manera de almacenar la suya.

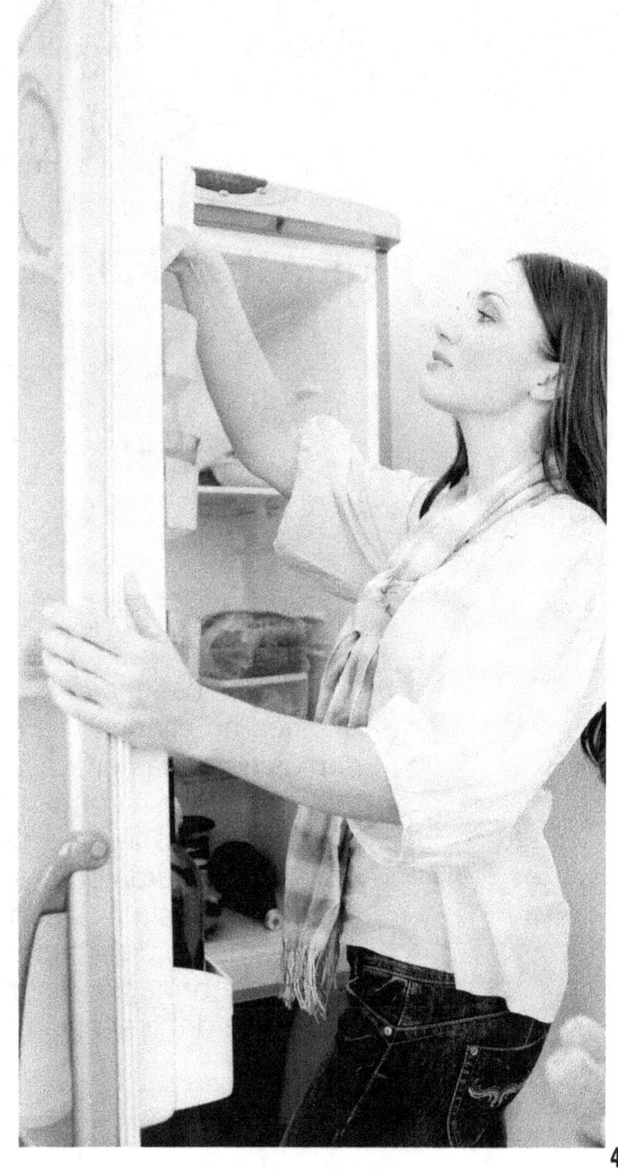

- Mantenga la insulina sin destapar y las plumas desechables precargadas en el refrigerador, pero **no en el congelador.**

- Una vez destapadas, la insulina y las plumas desechables precargadas pueden ser almacenadas en el refrigerador (para que se conserven por más tiempo) o a la temperatura ambiente. (Manténgalas alejadas de la luz directa del sol y **deséchelas después de 30 días.)**

- Ya sea que usted almacene la insulina destapada o las plumas desechables precargadas en el refrigerador o no, **no las use después de la fecha de expiración.***

*Las botellas de insulina se conservan en buen estado por 4 semanas a la temperatura ambiente. Nunca almacene sus tiras de medición o la insulina en sitios calientes (como su carro). Esto puede resultar en lecturas incorrectas.

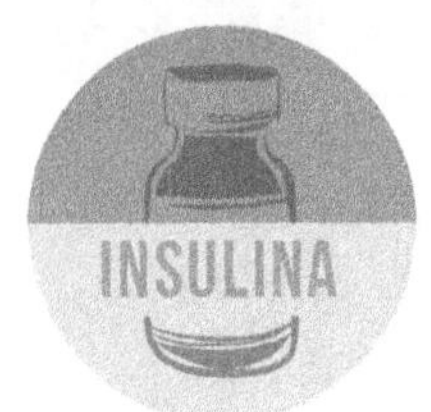

Jeringas y plumas desechables precargadas

Las jeringas y las plumas desechables precargadas pueden comprarse en cualquier farmacia, pero usted necesitará una receta médica. Se pueden comprar en varios tamaños. Algunas pueden contener 100 unidades de insulina. Otras pueden contener únicamente 30 o 50 unidades de insulina. Están marcadas en unidades representadas por pequeñas líneas que se parecen a una regla.

Pregunte a su médico o educador de la diabetes qué tamaño de jeringa de insulina se adapta mejor a sus necesidades. Pregunte también qué longitud de aguja es correcta para usted. Hay agujas muy cortas y agujas normales disponibles para ser usadas con las jeringas y las plumas.

Jeringa de insulina U-100

Pluma de insulina

Agujas usadas (jeringas* y lancetas)

Las agujas usadas deben ser tratadas como residuos médicos. Si usted no elimina sus jeringas de una manera segura, pone a las demás personas en riesgo y usted puede ser sancionado. Es posible que exista en su comunidad un programa especial para recoger y eliminar de manera segura los residuos médicos. En caso contrario, usted necesitará comprar un recipiente de objetos cortopunzantes en una farmacia o tienda de suministros médicos. Llame al departamento de salud de su localidad o de su condado para obtener información sobre las leyes estatales o del condado que usted debe seguir.

*Pregunte a su médico o educador de la diabetes sobre la reutilización de las jeringas.

Sitios donde aplicarse la inyección

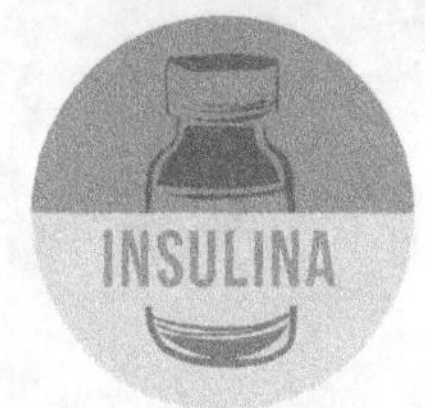

Hay un número de lugares (sitios) en el cuerpo donde usted puede inyectarse la insulina. En estos sitios hay suficiente tejido adiposo para absorberla. Se considera que el vientre es el mejor sitio.

El sitio donde usted se inyecte la insulina afecta la rapidez con la que el cuerpo la absorbe. El ejercicio puede acelerar el uso de la insulina cuando se aplica en un sitio de los brazos o piernas; por consiguiente, use siempre su vientre si está pensando hacer ejercicio poco tiempo después de aplicarse la inyección.

Decida conjuntamente con su médico o educador de la diabetes cuales sitios del cuerpo son los mejores para usted. Es posible rotar los sitios dentro de un área por una semana a la vez. Mantenga los sitios de la inyección dentro del área al menos una pulgada aparte. Algunas personas usan los sitios del vientre la mayor parte del tiempo apartándose al menos una pulgada del sitio de la última inyección.

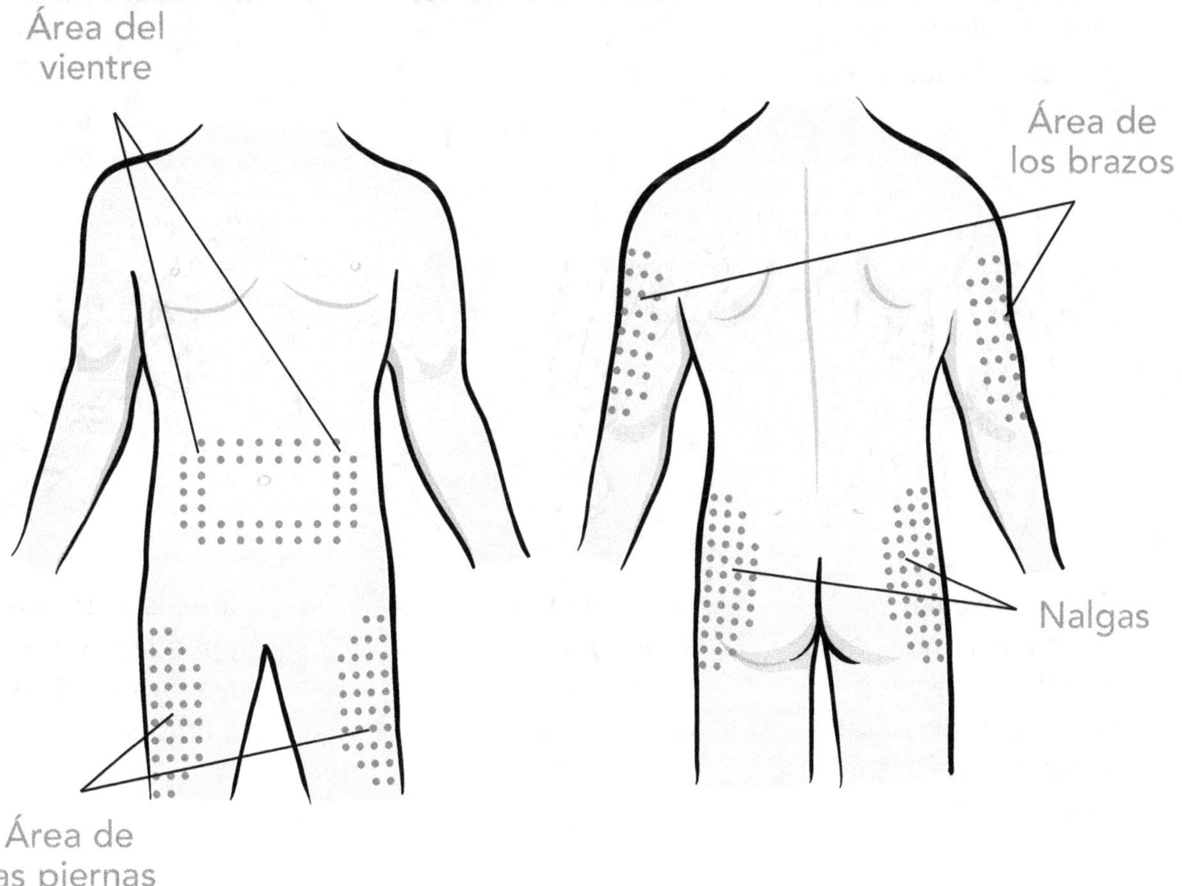

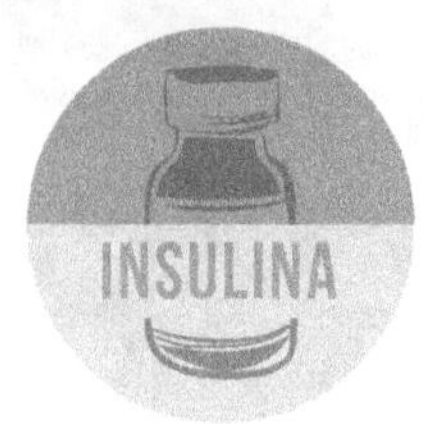

Cómo extraer la insulina

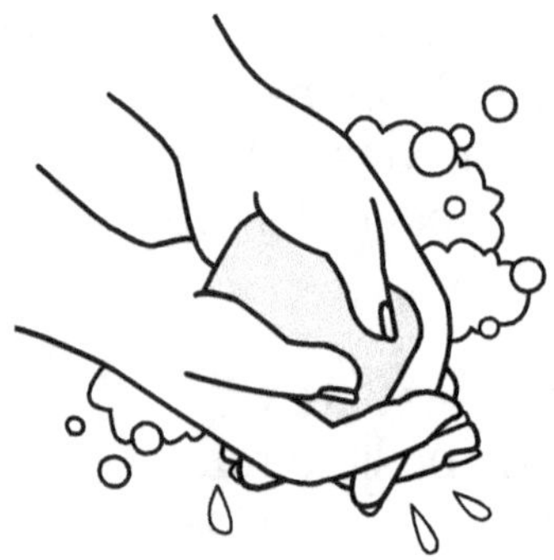

1 Lávese y séquese las manos. En su lugar se puede usar también una solución sin agua a base de alcohol, si sus manos no están sucias.

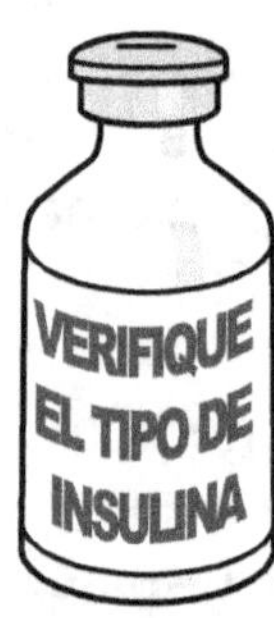

2 Verifique la etiqueta de la botella para asegurarse de que sea la insulina correcta.

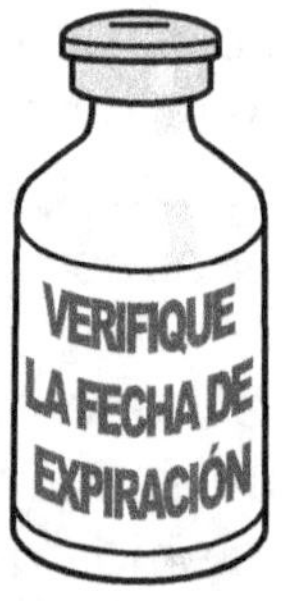

3 Verifique la fecha de explicación. No use insulina que haya caducado.

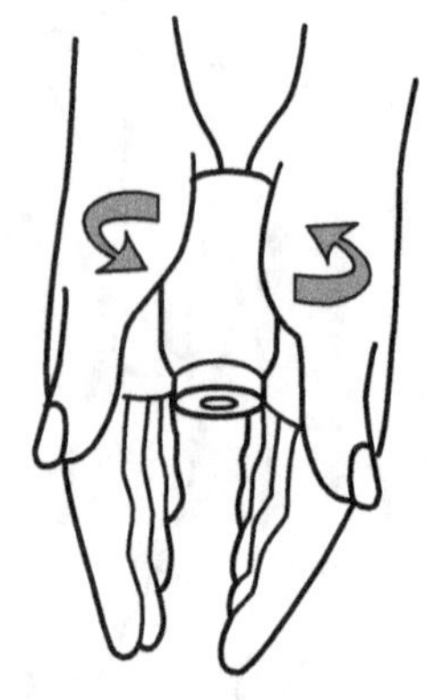

4 Rote la insulina entre las manos para mezclarla bien. (La insulina turbia debe ser rotada para que se mezcle bien.)

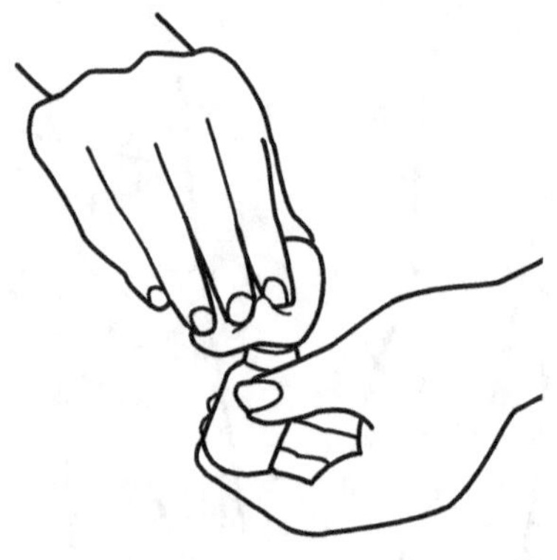

5 Limpie la parte superior de la botella con alcohol.

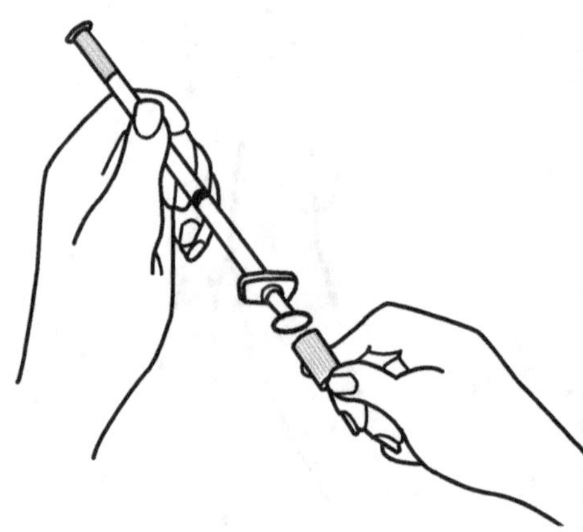

6 Saque la jeringa del empaque y retire la envoltura plástica del émbolo.

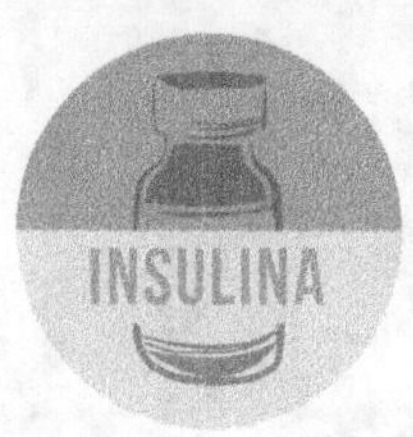

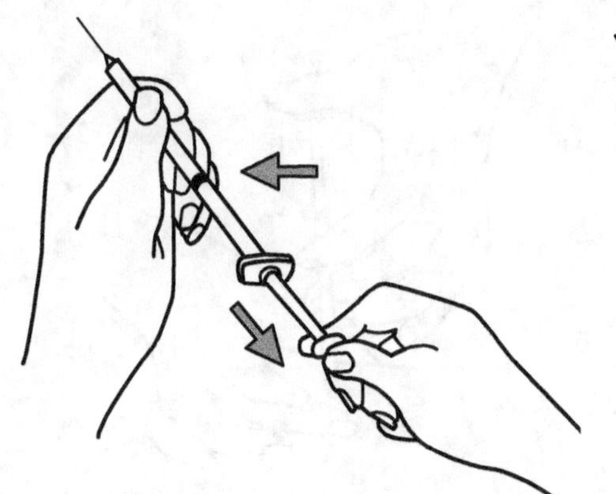

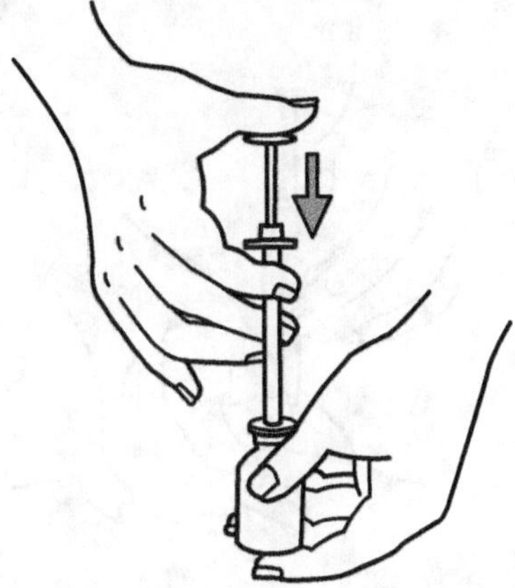

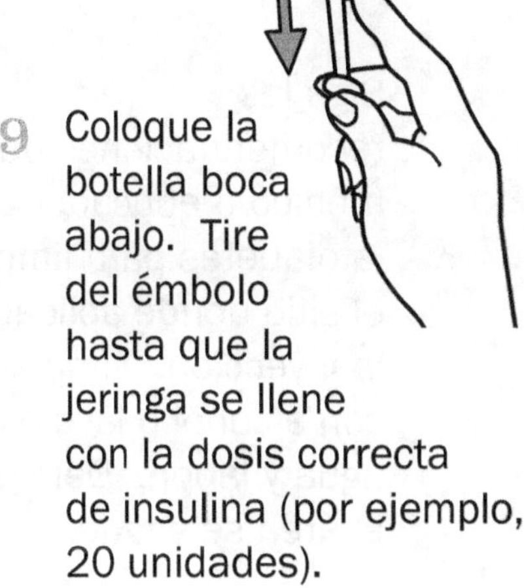

7 Retire la tapa de la aguja. (Evite en todo momento tocar la aguja con las manos.) Tire del émbolo hasta que llegue al número indicado de unidades de insulina que necesita (por ejemplo, 20 unidades). Usted está llenando la jeringa con aire.

8 Con el émbolo afuera, inserte la aguja en la botella. Luego presione el émbolo hacia dentro. Esto inyecta aire en la botella. (Si no inyecta aire en el interior de la botella, se presenta un vacío que hace difícil extraer la insulina de la botella.)

9 Coloque la botella boca abajo. Tire del émbolo hasta que la jeringa se llene con la dosis correcta de insulina (por ejemplo, 20 unidades).

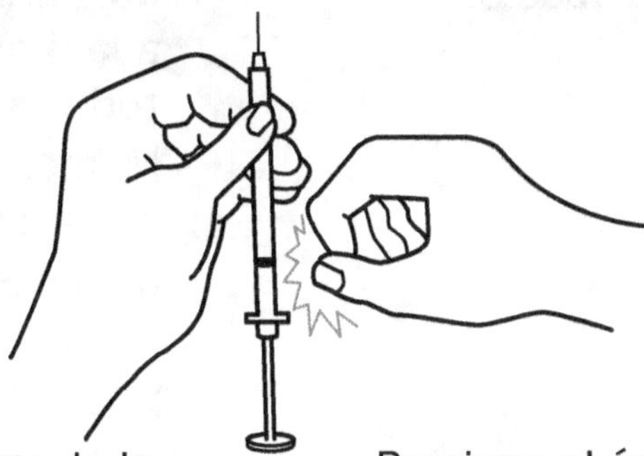

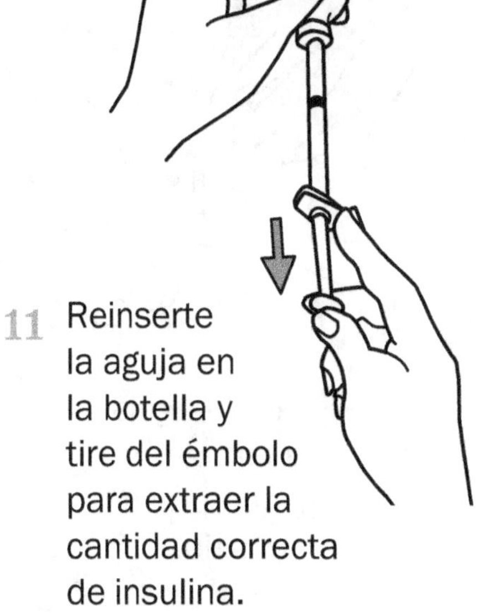

10 Retire la jeringa de la botella. Asegúrese de que no haya burbujas de aire en la jeringa. Si hay burbujas de aire, golpee ligeramente la jeringa hasta que las burbujas suban y floten.

Presione el émbolo hacia adentro para sacarlas. (No le harán daño, pero las burbujas pueden impedirle aplicarse la dosis correcta de insulina.)

11 Reinserte la aguja en la botella y tire del émbolo para extraer la cantidad correcta de insulina.

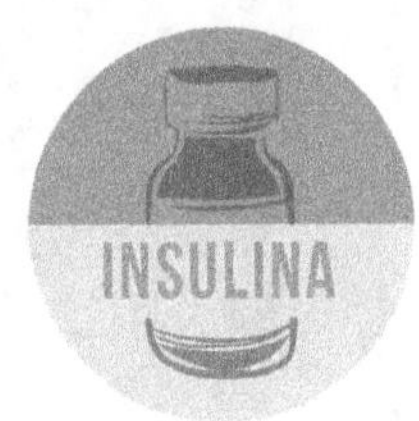

Cómo inyectarse la insulina con una jeringa*

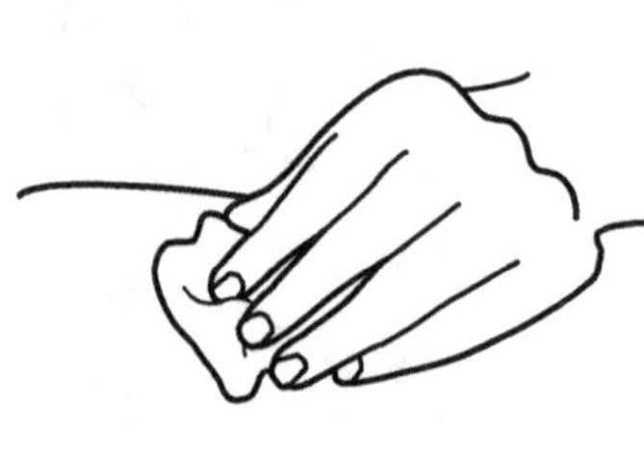

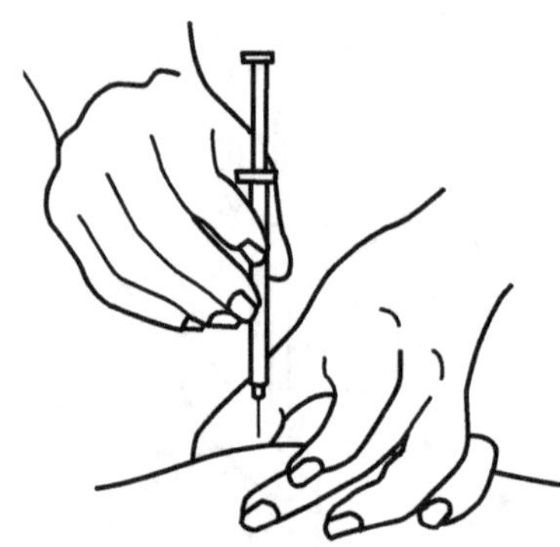

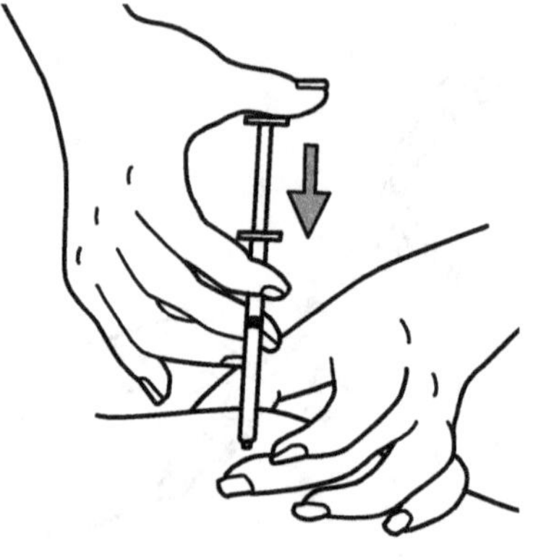

1 Siga las recomendaciones de su médico o educador de la diabetes para limpiar el sitio donde aplicará la inyección. Límpielo con alcohol o lávelo con agua y jabón. Deje que el área se seque.

2 Sostenga la jeringa como un lápiz. Inserte rápidamente la aguja directamente en su piel en un ángulo de 90°. Para hacerlo en los sitios con una capa muy delgada de tejido adiposo, pídale instrucciones especiales a su médico o educador de la diabetes.

3 Presione el émbolo hacia abajo hasta el final.

Mantenga insulina y jeringas adicionales a la mano en todo momento. Mantenga los suministros (jeringas e insulina) en un lugar limpio y a la mano.

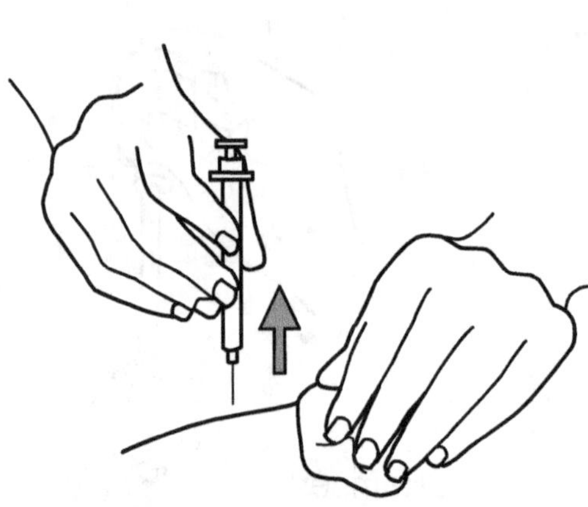

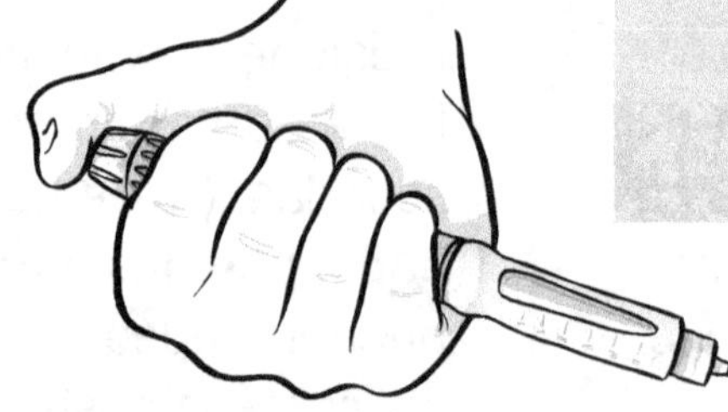

4 Retire la aguja y la jeringa. Aplique presión en el sitio.

*Pregunte a su médico o educador de la diabetes sobre cómo usar una pluma de insulina.

Mezcla de dos tipos de insulina*

Si debe mezclar 2 tipos de insulina (por ejemplo insulina de acción breve e insulina de acción intermedia), es posible que usted tenga que mezclarlas en una sola jeringa. Si ya están mezcladas, se inyectarán simultáneamente. Para ayudarle a identificarlas, la **insulina intermedia (NPH) es turbia y la insulina de acción breve (regular) es transparente.** Únicamente la botella con la insulina turbia necesita ser rotada para mezclar el contenido. Consulte a su médico o educador de la diabetes para saber si las insulinas que usted se está aplicando pueden ser mezcladas. No mezcle la insulina Lantus con ninguna otra insulina. Si se mezcla esta insulina, no será efectiva.

Como proceder para mezclar 2 tipos de insulina:

1. Siga los pasos 1 a 7 tal como se describen en las páginas 50 y 51.

2. En la botella de la insulina de acción intermedia (turbia), inyecte aire igual al número de unidades que usted va a extraer (por ejemplo, 20 unidades). No extraiga la insulina todavía. Retire la jeringa.

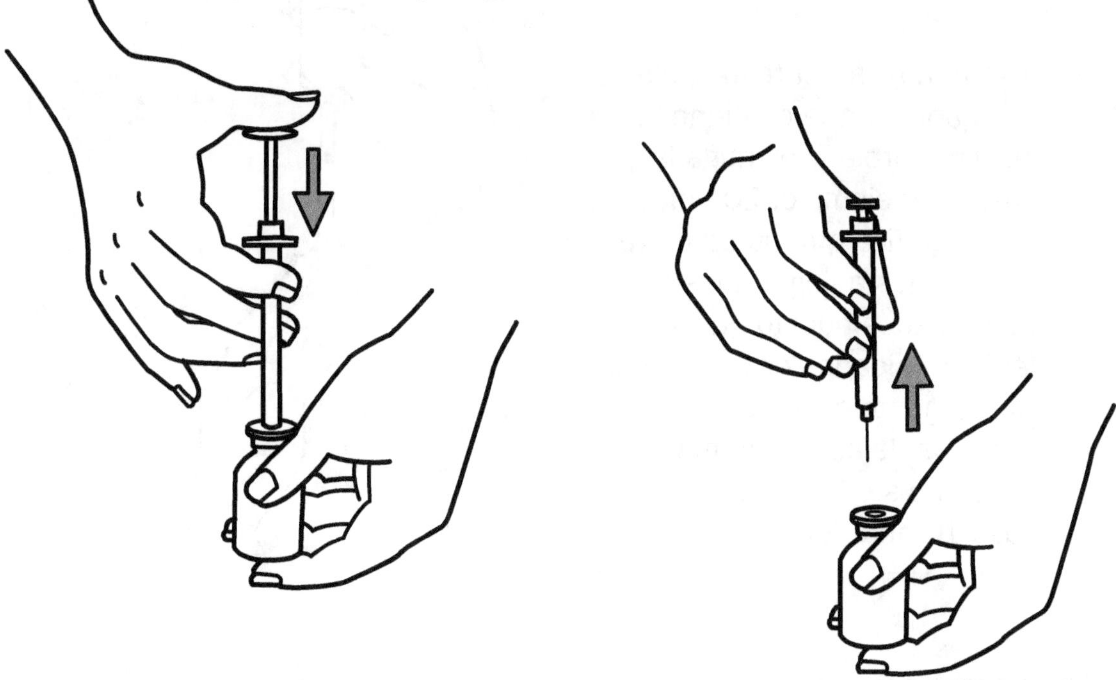

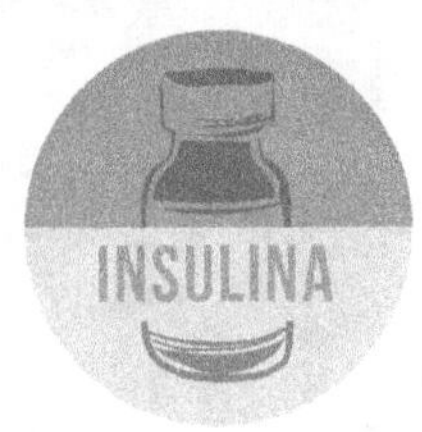

3 En seguida, inyecte aire igual a la dosis que va
a extraer en la botella de insulina transparente
(por ejemplo, insulina de acción breve, 5
unidades). Extraiga la dosis correcta de insulina,
y retire cualquier burbuja (tal como se describe
en el paso 10 de la página 51).

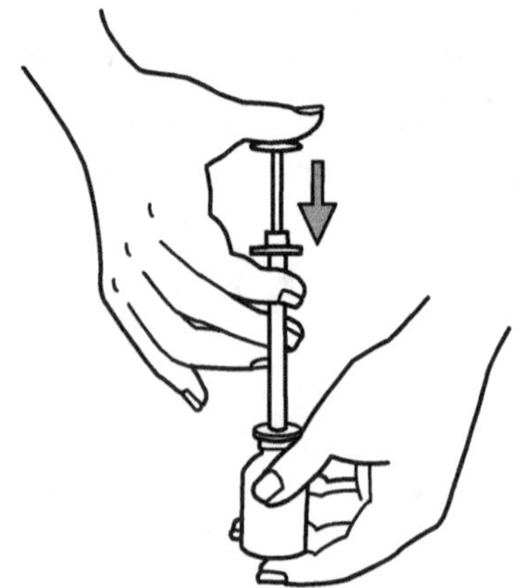

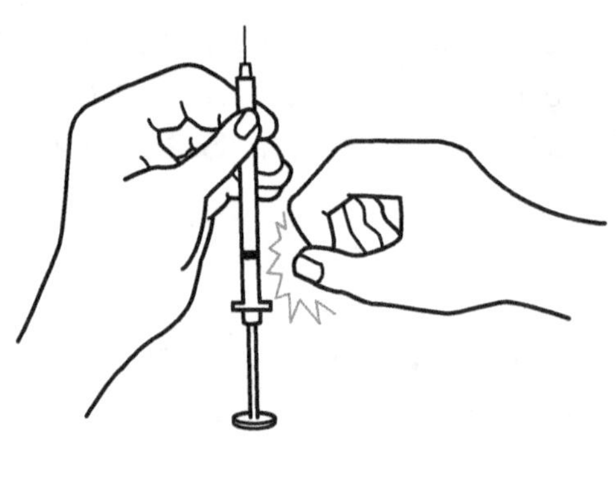

4 Inserte nuevamente la aguja
en la botella que contiene la
insulina turbia, y extraiga la
dosis (por ejemplo, 20 unidades).
Esto significa que usted tirará del
émbolo hasta llegar a las
25 unidades puesto que ya
tenía 5 unidades en su jeringa.
Nuevamente observe si hay
burbujas de aire y retírelas
(tal como se describe en el
paso 10 anterior).

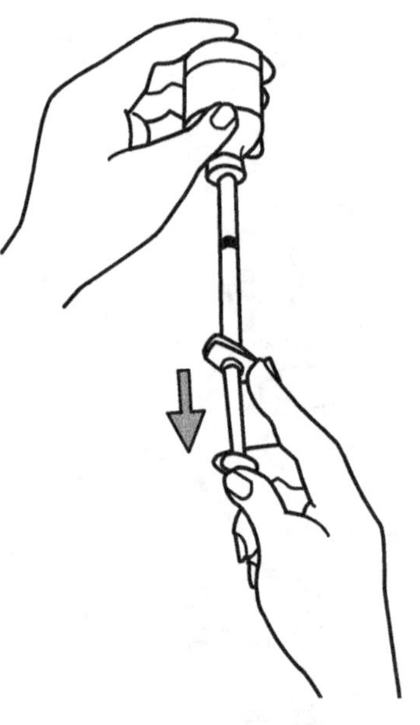

Ahora usted está listo para aplicarse la inyección siguiendo
los pasos que se describen en la página 52.

Bombas de insulina

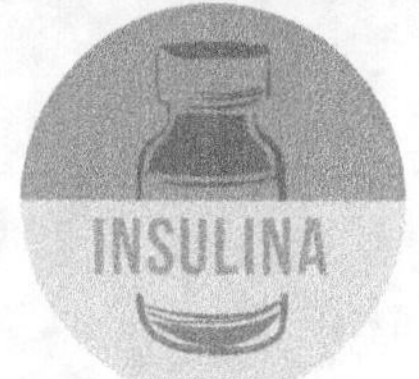

En algunos casos, una bomba de insulina puede ser una buena manera de aplicarse la insulina y controlar la glucosa en la sangre. La bomba reemplaza las inyecciones de insulina. Pero no reemplaza las mediciones habituales de la glucosa en la sangre.

Una bomba de insulina tiene aproximadamente el tamaño de un buscapersonas (*beeper*) y suministra la insulina por medio de un tubo plástico delgado al que se conoce como sistema de infusión. El tubo tiene una aguja en el extremo, la cual se inserta por debajo de la piel (en la mayoría de los casos en el vientre).

La bomba le permite a usted recibir una cantidad constante de insulina (a la que se llama ritmo basal (*basal rate*) en un período de 24 horas. Esta insulina mantiene la glucosa de la sangre controlada entre las comidas y durante la noche. Cuando se consumen los alimentos, permite una infusión grande (bolo) de insulina que corresponde a la cantidad de alimentos que se consumen.

Usted y su médico necesitan decidir si la bomba es adecuada para usted. Hay muchas bombas en el mercado entre las cuales escoger, y usted necesita recordar lo siguiente:

- las bombas son costosas, de manera que pregunte a su compañía aseguradora para saber si está cubierta

- toma varios meses saber cuál es la dosis correcta para usted

- puede causar problemas o infecciones en la piel

- el tubo de infusión puede obstruirse o es posible que se presenten otros problemas técnicos

- se pueden hacer ajustes en la infusión aproximadamente cada 2 o 3 días

Beneficios de la bomba:

- mejora el control de la glucosa en la sangre

- su calendario de actividades puede ser más flexible

- menos pinchazos de las agujas

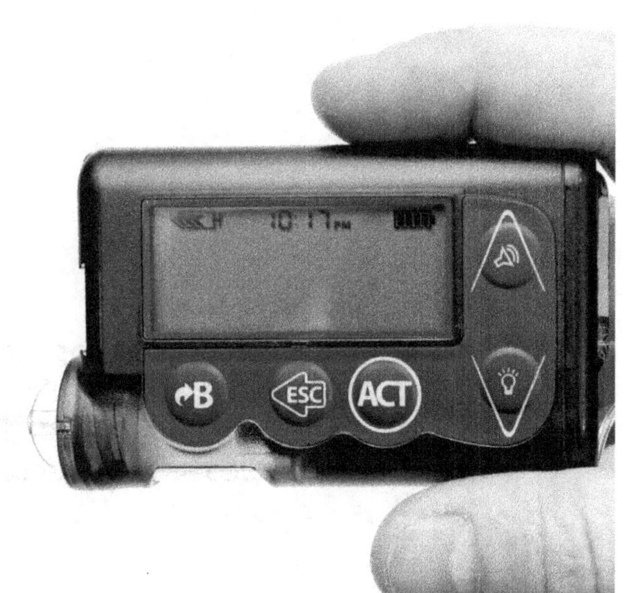

Pastillas para la diabetes

Los medicamentos o las pastillas que se toman por vía oral para reducir la glucosa en la sangre se conocen como agentes orales. Pero no son insulina. Son medicamentos diferentes y **cada uno actúa de manera diferente** para controlar los niveles de glucosa en la sangre. Cada medicamento actúa en una de las siguientes maneras:

- estimula el páncreas para que produzca más insulina

- hace más lenta la digestión de algunos carbohidratos

- evita que el hígado produzca mucha glucosa

- hace que las células de los músculos sean más sensibles a la insulina

Los agentes orales pueden ser usados por sí solos o en combinación con otros medicamentos. Si le son recetados, úselos en combinación con la planificación de las comidas y el ejercicio para mantener el equilibrio en su estilo de vida. **Es importante tomar la dosis correcta a la misma hora u horas todos los días.** No deje de tomar un medicamento sin consultar a su médico o educador de la diabetes. Escriba el nombre de sus agentes orales, la hora u horas del día a las que debe tomarlos y la dosis que debe tomar.

Asegúrese de hablar con su médico o educador de la diabetes sobre los posibles efectos secundarios de los medicamentos ordenados para usted.

Agente oral	Hora para tomarlo	Dosis que debe tomar

PRECAUCIÓN:

El alcohol y otros medicamentos (aun los que se adquieren sin receta médica) pueden afectar la manera como actúan algunos agentes orales. Asegúrese de informar a su médico sobre todos los otros medicamentos que usted está tomando.

Sepa cuando está balanceado su plan

Ahora usted sabe lo que hace parte del tratamiento de la diabetes. Pero para saber si su régimen alimenticio, el ejercicio y el uso de la insulina o de las pastillas (para quienes las toman) están surtiendo efecto, usted necesita saber cuál es el nivel de la glucosa en su sangre. La mejor manera de saberlo es mediante pruebas frecuentes de la glucosa en la sangre. Cualquier persona que tenga diabetes debe hacerse estas pruebas. Esto es válido también para las mujeres que padecen de diabetes durante el embarazo. Esto se conoce como automonitorización de la glucosa en la sangre.

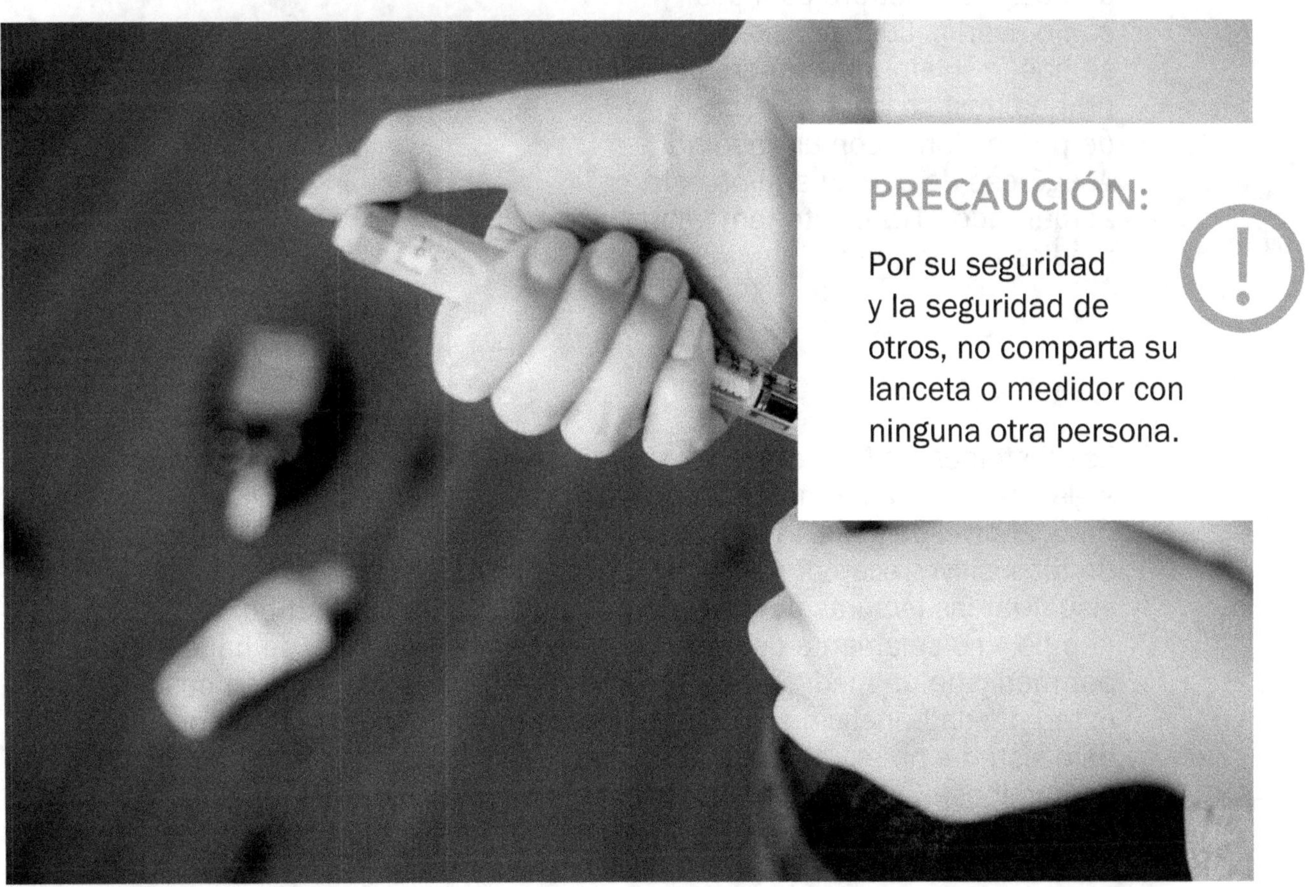

Automonitorización de la glucosa en la sangre (AMGS)

La automonitorización puede ayudarle a usted a controlar su diabetes. La automonitorización le permitirá a usted saber:

- su nivel de glucosa en la sangre en el momento de hacerse la prueba

- la manera como los alimentos, el ejercicio, los medicamentos y las enfermedades o el estrés afectan los niveles de glucosa en la sangre

- los signos tempranos de aviso de glucosa muy baja en la sangre (hipoglicemia—página 64)

- los signos tempranos de aviso de glucosa muy alta en la sangre (hiperglicemia—página 67)

Hay diversos kits para medir la glucosa en la sangre (*glucose meter test kits*). Su médico, enfermera o educador de la diabetes le mostrará cuál usar y cómo usarlo. Los análisis de sangre se hacen solamente con tiras de prueba (*test strips*) o con tiras de prueba junto con un medidor. Asegúrese de que su equipo esté actualizado. Trate este tema con su médico o enfermera.

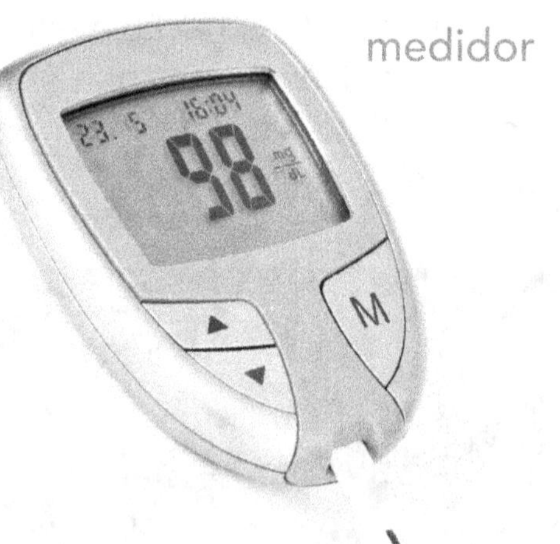

Sistemas de Monitorización Continua de la Glucosa (CGM)

Los Sistemas de Monitorización Continua de la Glucosa (CGM, por sus siglas en inglés) utilizan un dispositivo (sensor) por debajo de la piel que mide el nivel de glucosa en la sangre cada pocos minutos y cuenta con un dispositivo receptor que visualiza los datos. Este dispositivo permite visualizar las lecturas del nivel de azúcar en su sangre a medida que pasa el tiempo y no solamente cuando usted se pincha el dedo y se hace la prueba por medio de un medidor. Su médico le hablará sobre esto en caso de que usted pueda beneficiarse de este tipo de monitorización. El propósito de este sistema no es reemplazar un dispositivo de automonitorización. En vez de hacer esto, proporciona un promedio e indica patrones en el control que usted lleva del azúcar en su sangre.

Pruebas

En el mercado se puede encontrar una gran variedad de equipos de
prueba caseros (*home testing kits*). Pregunte a su médico o enfermera
cuál equipo es el correcto para usted. Ellos sabrán cuál es el mejor,
teniendo en cuenta qué tan fácil es de usarlo y cuántas veces al día
debe usted hacerse la prueba y registrar los resultados. Es posible
que usted desee tener en cuenta lo siguiente:

- **Cobertura del seguro**
  Algunos medidores de glucosa
  en la sangre y suministros de la
  diabetes están cubiertos por el
  seguro. Investigue cuáles están
  cubiertos por su seguro. Antes de
  comprar un medidor, asegúrese
  de obtener la aprobación de su
  compañía de seguros. Pregunte
  también sobre el costo de los
  suministros que necesita para
  hacerse las pruebas. No todos
  los suministros están cubiertos
  por todas las compañías
  de seguro.

- **Exactitud**
  Los medidores son exactos si
  usted sigue las instrucciones y
  verifica que den lecturas exactas.
  Se debe revisar la exactitud de
  sus lecturas al menos una vez
  al mes o se deben seguir las
  instrucciones del fabricante.

- **Facilidad de uso**
  Algunos medidores pueden ser
  más fáciles de usar que otros. La
  mayoría toma una muestra pequeña de sangre y da una
  lectura en 30 segundos. Otros pueden requerir que usted
  siga menos pasos. Evite almacenar las tiras de prueba
  cerca del calor o de la humedad (nunca en el baño).

Para obtener más información, la publicación ***Diabetes Forecast***
ofrece cada año una Guía de Recursos en la edición de enero.
Consúltela para obtener información valiosa sobre los equipos de
prueba caseros.

Registros de los niveles de glucosa en la sangre

Las pruebas frecuentes proveen datos importantes sobre su plan de tratamiento. Al mantener registros de los resultados, usted y su médico pueden hablar sobre los cambios en su tratamiento que pueden ser necesarios para mejorar el control de su diabetes. El ejemplo del registro que aparece a continuación puede resultarle útil.

Revíselo en las consultas con su médico o educador de la diabetes para detectar **patrones.** Un ejemplo de un patrón es un nivel alto de glucosa en la sangre todas las mañanas durante varios días. Su médico o educador de la diabetes pueden ayudarle a encontrar maneras de mejorar patrones que son demasiado altos o demasiado bajos para los niveles deseados de glucosa en su sangre.

Fecha	Desayuno		Almuerzo		Cena		Hora de acostarse		Comentarios
	glucosa en la sangre	insulina/ agente oral	glucosa en la sangre	insulina/ agente oral	glucosa en la sangre	insulina/ agente oral	glucosa en la sangre	insulina/ agente oral	Alimentos, ejercicio, cetonas, estrés, salud en general

Una prueba para verificar el control prolongado

Hay una prueba que puede informarle si su glucosa de la sangre está cercana a lo normal (o no) por un período de tiempo. La prueba se conoce como **Hemoglobin A1c,** aunque también recibe estos nombres:

- **"HgbA1c" o "A1c"**

- **Hemoglobina glicosilada**

- **Glicohemoglobina**

Las células rojas contienen una proteína llamada hemoglobina. Cuando la glucosa entra en contacto con la hemoglobina, se mantiene allí durante la vida de la célula roja de la sangre. La hemoglobina combinada con la glucosa se llama Hemoglobina A1c (HgbA1c). El nivel de la HgbA1c muestra un promedio de glucosa en la sangre por los últimos 2 o 3 meses. Las personas con diabetes deben hacerse esta prueba al menos dos veces al año (pero puede ser que su médico desee hacerla cada 3 o 4 meses).

La American Association of Clinical Endocrinologists (Asociación Americana de Endocrinólogos Clínicos) recomienda como **meta menos del 6.5%*** de HgbA1c para los hombres adultos y las mujeres no embarazadas. Es posible que se fijen diferentes metas para las mujeres durante el embarazo o para los niños. En una persona que no padece de diabetes, la HgbA1c es con mucha frecuencia del 4 al 6%. Las personas con diabetes deben tratar de mantener niveles tan cercanos como sea posible a los niveles normales siguiendo sus planes de tratamiento.

Pregúntele a su médico sobre esta prueba. Es una manera más de asegurarse de que su plan de tratamiento esté dando los mejores resultados.

> **Tenga siempre presente su puntaje HgbA1c.**
>
> **Mi puntaje es ___________ .**

*Pregunte a su médico si este número es correcto para usted. Puede ser que le recomiende un nivel de A1c diferente dependiendo de su edad e historia médica.

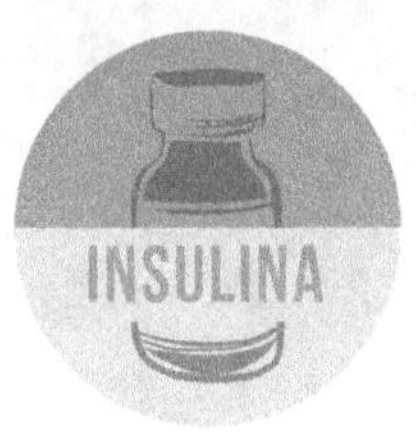

Prueba para medir las cetonas

(para los que se aplican insulina)

El cuerpo necesita la glucosa para transformarla en energía. Cuando no puede obtener suficiente glucosa de los alimentos que usted consume, descompone la grasa almacenada*, y así es como se forman las cetonas. Esto puede causar una afección peligrosa llamada cetoacidosis. Si no se trata, esta afección puede resultar en un coma y/o la muerte.

Mantenga a la mano los suministros para hacerse la prueba (disponibles en su farmacia local) y hágase la prueba de cetonas cuando se presenten las siguientes situaciones:

- Usted acaba de darse cuenta que padece de diabetes y está **todavía aprendiendo a mantener el equilibrio en su tratamiento.**

- **Usted tiene síntomas de glucosa alta en la sangre.** (Véase la página 67.)

- Usted se hace la prueba de sangre, y la **glucosa en su sangre está en 300 o más alta.****

- **Usted está enfermo o tiene una infección.** (Esto es realmente importante si usted tiene vómito o diarrea y está perdiendo fluidos corporales.)

- **Usted está embarazada.** Es posible que durante el embarazo se le pida que verifique las cetonas con más frecuencia y para un resultado de glucosa en la sangre más bajo. Consulte a su médico.

*Esto no se refiere a la acumulación de grasa como el colesterol.

**Pregunte a su médico o educador de la diabetes si este número es correcto para usted.

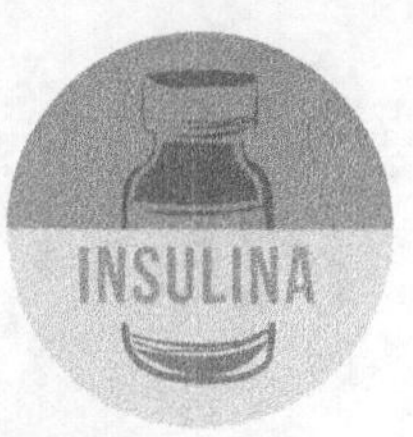

Es posible hacerse la prueba de las cetonas en la orina o en la sangre. Sin embargo, se hace con más frecuencia en la orina. Hay varios productos que usted puede comprar para hacerse esta prueba.

- **Siga las instrucciones del paquete al pie de la letra.** No use los materiales para hacerse la prueba de orina después de su fecha de expiración.

- Almacene los materiales de la prueba de orina **lejos de la luz del sol, el calor y la humedad.**

Llame a su médico inmediatamente si usted tiene la glucosa en la sangre y las cetonas por encima de lo que es normal para usted.

Para verificar las cetonas en la sangre, siga las instrucciones del medidor.

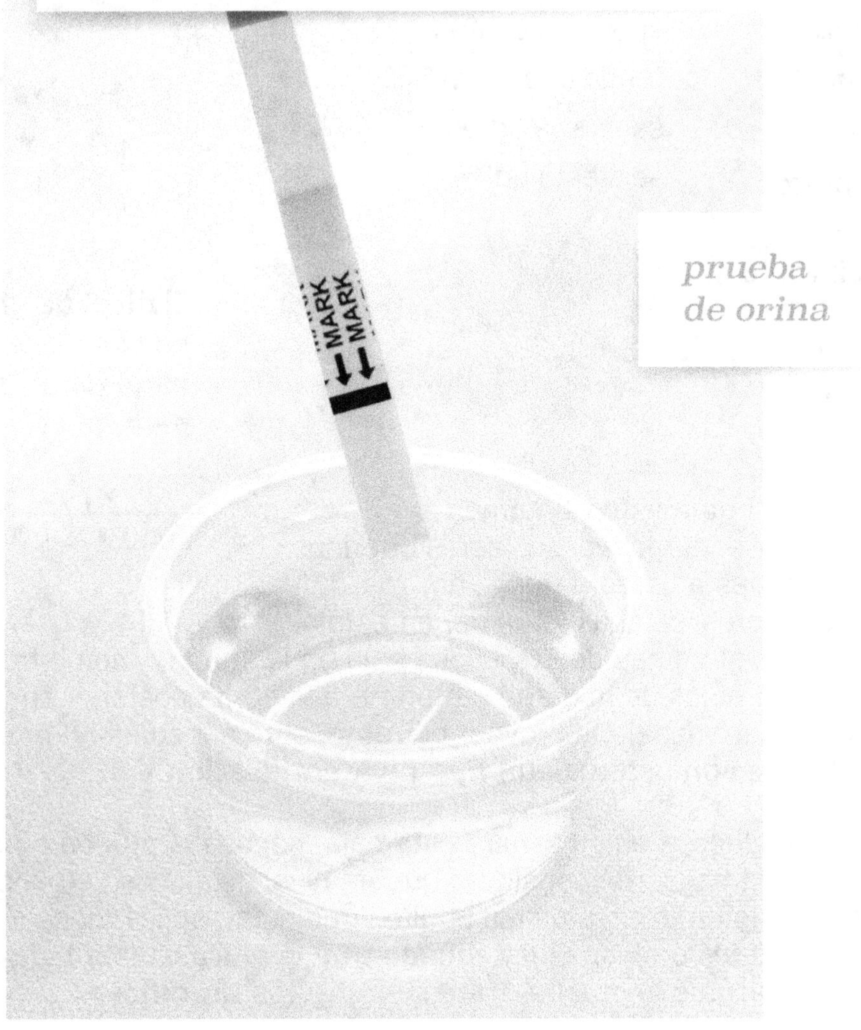

prueba
de orina

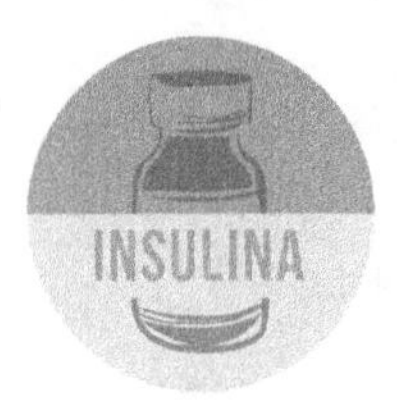

Sepa cuando no está balanceado su plan

Nivel bajo de glucosa en la sangre

En el caso de las personas que se aplican insulina o toman pastillas para la diabetes, es posible que se presenten situaciones en las que usted tenga baja la glucosa en la sangre (hipoglicemia). Si tiene baja la glucosa en la sangre, es posible que usted:

etapa temprana

esté tembloroso

sude mucho

le duela la cabeza

tenga mucha hambre

se sienta mareado

sienta que el corazón late rápidamente

tenga entumecimiento o sensación de hormigueo alrededor de la boca

tenga altibajos en su estado anímico

etapa posterior

arrastre las palabras

se tambalee

se sienta confuso

tenga una convulsión

se vuelva agresivo

se sienta enlagunado

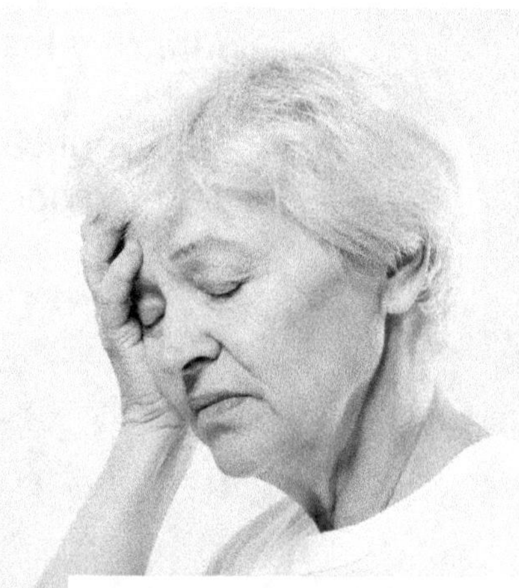

El nivel de glucosa en la sangre más bajo que es seguro para mí es:

____

Algunas personas no notan estos síntomas inmediatamente. Por este motivo, sus seres queridos o las personas cercanas a usted (familia, amigos, profesores, entrenadores, colegas, etc.) deben estar familiarizados con los síntomas de la glucosa baja en la sangre y como tratarlos. Con frecuencia los cambios de la etapa temprana a la etapa posterior son tan rápidos que alguien más debe proveer el tratamiento adecuado. Por este motivo, **lleve siempre con usted algún tipo de Identificación.**

Si usted cree que la glucosa en su sangre está baja, hágase la prueba o pídale a otra persona que se la haga. Se considera que un nivel de glucosa en la sangre de 70 o menos es bajo en el caso de los adultos que están aplicándose insulina o están tomando agentes orales. **Si usted cree que la glucosa está baja en su sangre** y no puede hacerse la prueba, **trate siempre los síntomas.**

Causas de la glucosa baja en la sangre:

- demasiada insulina o medicina oral

- muy pocos alimentos (usted pasó por alto una comida o se demoró para ingerir alimentos)

- hizo demasiado ejercicio sin ingerir alimentos adicionales

Cómo evitar la glucosa baja en la sangre:

- Tome la dosis correcta de medicina (insulina o pastillas).

- Nunca pase por alto o demore las comidas.

- Planee las comidas en intervalos de 4 a 5 horas aparte.

- Consuma sus meriendas programadas según sea necesario.

- Hágase la prueba de la glucosa en la sangre con frecuencia. Identifique patrones en esas instancias en que se presenta la glucosa baja en su sangre y háblelo con su médico.

- Si se está inyectando insulina, aprenda a relacionar la glucosa baja en la sangre con el ejercicio, el punto de máximo efecto de la insulina y las comidas.

- Lleve siempre con usted una buena fuente de azúcar (gel o tabletas de glucosa) especialmente cuando hace ejercicio.

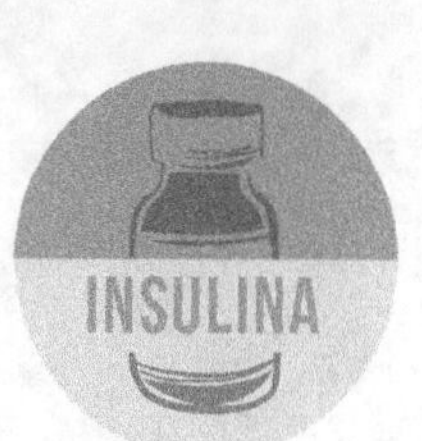

Tratamiento para la glucosa baja en la sangre (¡Trátela en seguida!)

Paso 1: Verifique el nivel de glucosa en su sangre (si es posible). Si es 70 o menos, coma o beba uno de los siguientes:

- 1 cucharada de azúcar o 4 cubos de azúcar

- gel de glucosa (de venta sin receta médica)

- 2 cucharaditas de melazas, jarabe de maíz o miel

- 6 o 7 caramelos duros (por ejemplo, Lifesavers®) si puede deglutirlos de manera segura

- 1⁄2 media taza de jugo de fruta o 1⁄2 tarro de cualquier refresco (pero que no sea no dietético)

Paso 2: Espere 15 minutos y vuelva a hacerse la prueba. Si es menos de 70, o si usted todavía presenta síntomas, repita los pasos 1 y 2 hasta que llegar a 70 o más.

Paso 3: Una vez que su glucosa esté sobre 70, usted necesita comer algo. Si su próxima comida no está programada para una hora o más, consuma una merienda con proteína y carbohidratos (por ejemplo queso / galletas saladas (*crackers*) / leche o mantequilla de maní (cacahuetes) / galletas saladas / leche).

NOTA:

Cuando se sienta bien otra vez, piense en lo que pudo haber causado esta reacción de manera que usted pueda evitarla en el futuro.

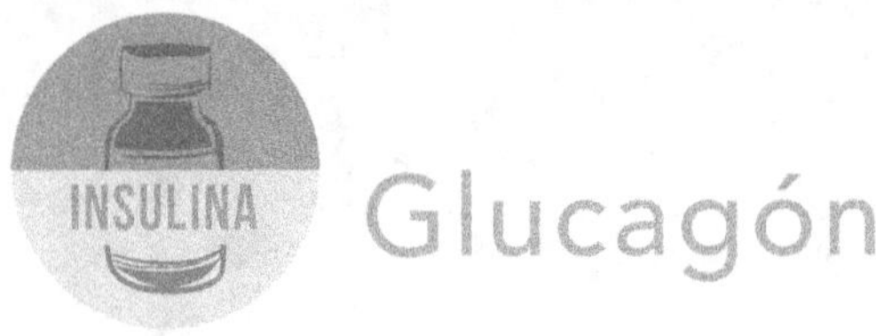

Glucagón

Es posible que se use el glucagón* en casos de hipoglucemia aguda cuando la persona pierde el conocimiento o no puede deglutir. Se vende con receta médica en un kit que viene con una jeringa ya cargada con un líquido y una botella que contiene un polvo. Ambas sustancias deben mezclarse. Siga las instrucciones para mezclar el glucagón, luego inyéctelo tal como haría con la insulina. **Un miembro de la familia o amigo debe saber cómo hacerlo y también es posible que necesite llamar al 911.**

Kit de emergencia de glucagón

1. Retire las tapas de la jeringa y de la botella que contiene el polvo.

2. Inserte la aguja en la botella e inyecte el líquido. (Retire la jeringa de la botella. Mantenga la jeringa estéril.)

3. **Agite la botella hasta que el líquido y el polvo se mezclen.**

4. Extraiga la mezcla y retire la jeringa.

5. Inyecte el contenido de la jeringa en el músculo de un muslo.

Después de la inyección, ponga la persona sobre su costado o bocabajo en caso de que vomite. La persona debe responder en 10–15 minutos y entonces debe consumir una merienda. (Las opciones recomendadas son un emparedado o bocadillo pequeño de carne, leche o mantequilla de maní (cacahuetes) y galletas saladas (*crackers*). **Llame al médico después de usar el glucagón.**

Esté preparado si se está inyectando insulina. Pregúntele al médico sobre el kit de glucagón, manténgalo a la mano **enséñele a alguien más** como usarlo, también.

*El glucagón es una hormona producida por el páncreas, pero tiene el efecto opuesto al de la insulina. El glucagón eleva la glucosa en la sangre. El glucagón sólo se vende con receta médica.

Nivel alto de glucosa en la sangre

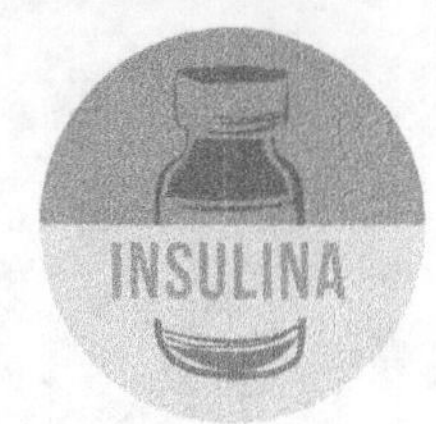

Ya sea que usted se inyecte insulina o no, es posible que en algún momento presenten niveles altos de glucosa en la sangre. Esto se conoce como hiperglucemia. Si usted tiene diabetes tipo 1, la glucosa alta en la sangre podría resultar en cetoacidosis o coma diabético. Raramente resulta en esto si usted padece de diabetes tipo 2, pero podría suceder. Ya sea que usted padezca de diabetes tipo 1 o 2, con el tiempo, la glucosa alta de la sangre podrá causar daños en los órganos de su cuerpo.

Cuando la glucosa en la sangre está alta, puede ser que usted presente uno o más de los siguientes síntomas:

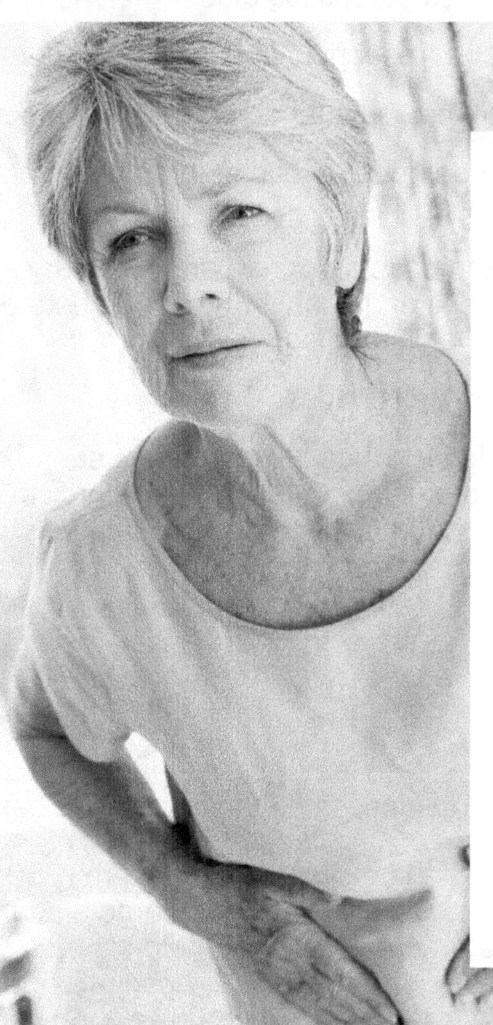

etapa temprana

sed (boca seca)

micción frecuente

visión borrosa

sentirse cansado

picazón (vaginal/genital)

etapa posterior

náusea, vómito

calambres en el estómago

aliento dulce, a frutas

piel enrojecida

respiración acelerada y profunda

desmayo

muerte (si no se trata)

Alguna persona cercana a usted debe conocer estos síntomas y saber cómo tratarlos.

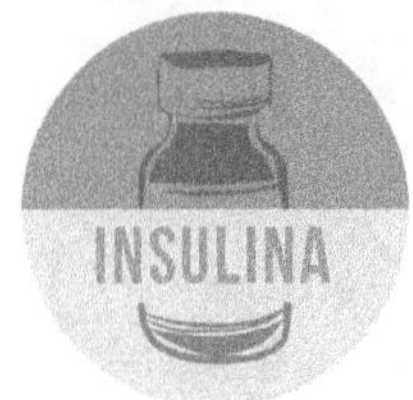

Causas de la glucosa alta en la sangre:

- No tomar la insulina a tiempo o no tomar la cantidad correcta

- no tomar la cantidad correcta de agentes orales

- enfermedad o infección

- estrés intenso o trauma (cirugía, accidente, etc.)

- comer demasiado

- consumir alimentos muy dulces

- insulina que ha caducado o se ha dañado debido al calor o al frío

Cómo evitar la glucosa alta en la sangre:

- Si está inyectándose insulina, inyéctese la cantidad correcta a las horas indicadas todos los días.

- Verifique con frecuencia la glucosa en su sangre.

- Consulte al médico cuando esté enfermo o si tiene una infección.

- Establezca de acuerdo con su médico un plan para los días de enfermedad.

- Hágase exámenes de orina para detectar cetonas cuando tenga alta la glucosa en la sangre o cuando esté enfermo, y reporte estos datos a su médico.

- Siga su plan de comidas.

- No haga ejercicio si la glucosa en su sangre está muy alta (250+)* o si hay cetonas presentes. (Hacer ejercicio en esos momentos puede hacer que la glucosa en su sangre se eleve todavía más.)

Tratamiento para la glucosa alta en la sangre:

- Verifique la glucosa en la sangre y las cetonas.

- Si tiene alta la glucosa en la sangre (250+)* y detecta cetonas en su orina, llame a su médico inmediatamente y comuníquele los resultados. Es posible que necesite ser hospitalizado o que necesite inyectarse insulina de acción extra rápida.

- Beba abundantes líquidos **sin azúcar.**

*Pregunte a su médico o educador de la diabetes si este número es correcto para usted.

Enfermedades o infecciones

Una enfermedad o infección puede hacerle perder el equilibrio que usted está llevando para controlar su diabetes. Sepa lo que debe hacer cuando esto sucede. Si no se trata rápidamente, la enfermedad o la infección puede elevar la glucosa en la sangre y las cetonas y resultar en cetoacidosis y coma. A continuación se dan algunos consejos para evitar estos problemas:

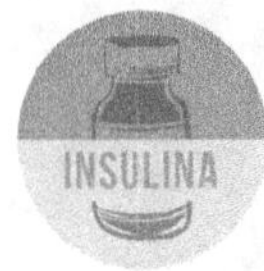

- **Inyéctese la insulina todos los días** (si se la recetaron), **ya sea que usted esté enfermo o se sienta bien.**

- **Es posible que necesite insulina de acción más rápida cuando usted está enfermo.** Llame a su médico si:

  - vomita más de una vez
  - tiene diarrea más de 5 veces
  - se siente enfermo por más de 6 horas
  - no puede retener los alimentos o los líquidos

- **Verifique la glucosa en su sangre con más frecuencia y hágase el examen de orina para detectar cetonas.** La glucosa alta en la sangre y las cetonas son los principales signos de aviso. Llame a su médico si se da cuenta que están altas.

- **Beba más líquidos** si tiene diarrea o está vomitando. Si se siente mal del estómago, succione trozos de hielo.

- **Si no puede ingerir los alimentos que normalmente consume de acuerdo con su plan de comidas,** tome caldos claros, jugos sin azúcar, consomés o té. Por lo general, el estómago retiene la gelatina (*Jell-O®*), el pan tostado o las galletas saladas. Un nutricionista certificado puede ayudarle a elaborar un "régimen alimenticio para los días de enfermedad".

- **Si no puede consumir alimentos sólidos,** beba a sorbos *ginger ale* o un refresco para satisfacer su necesidad de carbohidratos.* Usted necesitará 50 gramos de carbohidratos por cada comida que pasó por alto. Por ejemplo: 12 oz de *ginger ale* = 30 g; 12 oz of refresco = 40 g.

*Bebidas con azúcar real, no bebidas dietéticas.

- **Llame a su médico si no puede comer ni beber nada sin sentirse mal del estómago.** Si se siente así de enfermo, asegúrese de hacerse las pruebas de glucosa en la sangre y de cetonas (o haga que alguien más se las haga). Su médico querrá saber cuál es su nivel de glucosa en la sangre y si hay cetonas presentes en su orina. Si no puede retener alimentos o líquidos por más de 4 horas, llame a su médico.

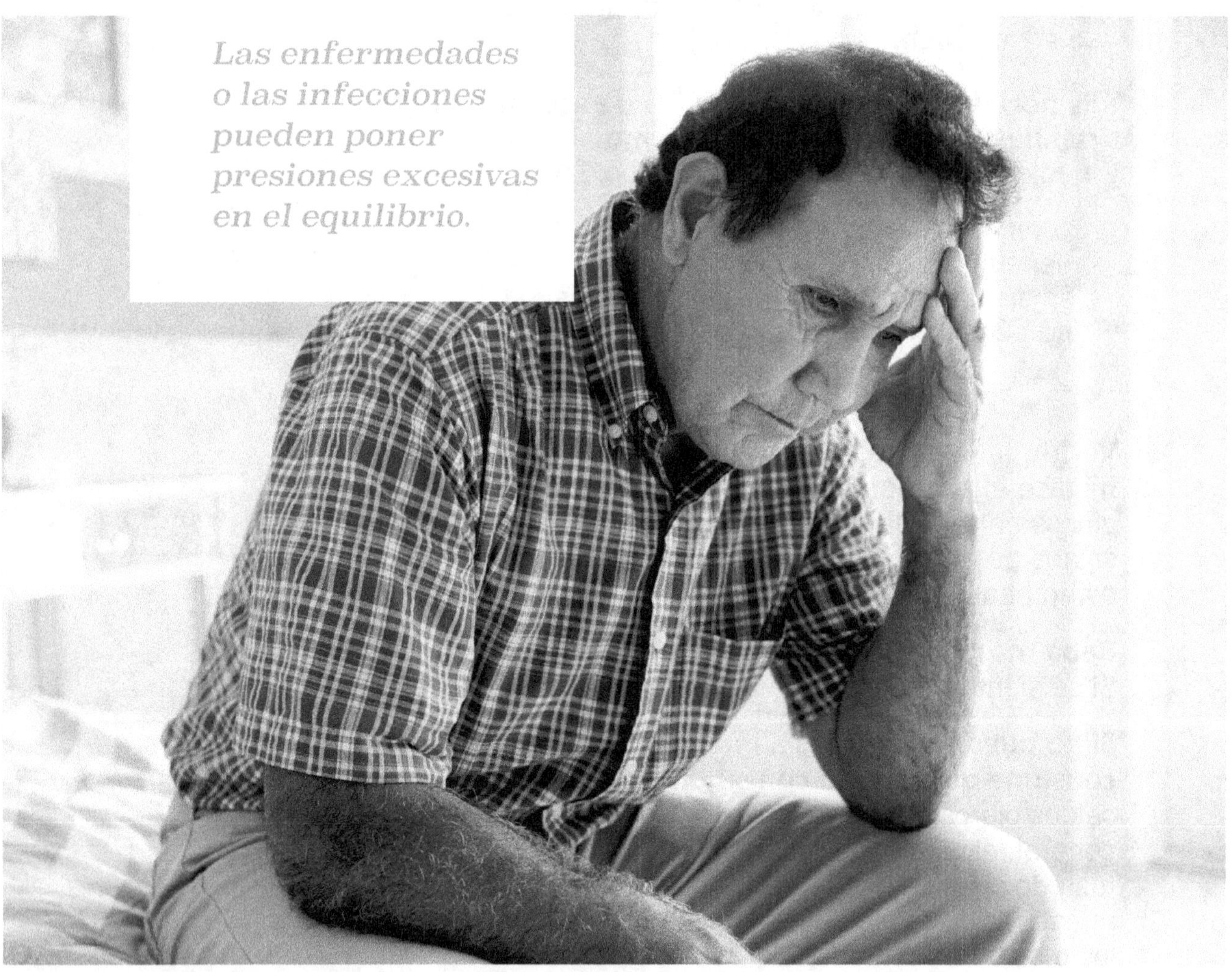

La diabetes afecta a todo el cuerpo

Es muy probable que usted sepa de algunas complicaciones causadas por la diabetes. Puede ser que conozca a alguien que haya perdido una pierna o la vista debido a esta enfermedad.

Es verdad que la diabetes es una enfermedad grave, especialmente si no se controla. También es cierto que aunque se mantenga un buen control, aún es posible experimentar problemas. Pero si usted **se cuida** tanto como le sea posible, tiene muy buenas probabilidades de **prevenir o reducir estos riesgos.** (Véase la página 13.)

La siguiente sección le informa sobre las complicaciones de la diabetes y le ofrece consejos sobre como cuidar bien su cuerpo.

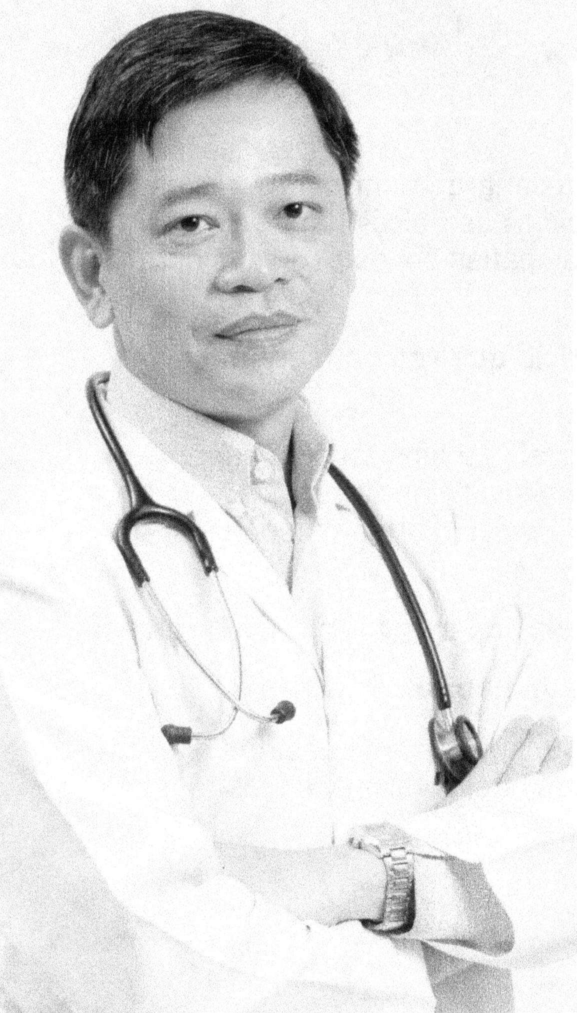

Entre los problemas que pueden presentarse están:

- Corazón y vasos sanguíneos

- riñones

- ojos

- pies/nervios

- piel

- dientes y encías

- función sexual

Corazón y vasos sanguíneos

Tener diabetes aumenta sus probabilidades de padecer también de hipertensión (presión alta de la sangre), cardiopatía (enfermedad del corazón) o accidentes cerebrovasculares. Estas son las **causas principales de muerte en las personas con diabetes.** Pero muchas de las cosas que usted hace para controlar la diabetes también pueden ayudar a su corazón y a los vasos sanguíneos.

Las siguientes son algunas maneras de ayudar:

- **Si usted fuma, deje de hacerlo.** Fumar es lo peor que puede hacer para su corazón. Aumenta la presión arterial, comprime los vasos sanguíneos y lleva a la acumulación de grasa en sus arterias.

- Mantenga un **peso saludable.**

- **Controle la glucosa en su sangre.** Controlar la glucosa en la sangre y hacer ejercicios aeróbicos puede ayudar a reducir el riesgo de cardiopatías en las personas que padecen de diabetes.

- Siga un **régimen alimenticio que sea bajo en grasa y bajo en sodio.**

- **Controle su presión arterial.** La hipertensión puede resultar en una cardiopatía, insuficiencia renal y problemas con la vista. Su presión arterial debe estar por debajo de 140/80*.

- **Controle el colesterol de la sangre** y los niveles de grasa.

- **Convierta el ejercicio en un hábito.**

- Pregunte a su médico sobre la terapia de aspirina diaria a fin de evitar una enfermedad del corazón y de los vasos sanguíneos.

*Pregunte a su médico si este número es correcto para usted. Es posible que él o ella le recomiende que su presión arterial sea más baja de acuerdo con su edad y antecedentes médicos.

Riñones

La enfermedad de los riñones (nefropatía) o insuficiencia renal es otro
riesgo para las personas con diabetes. Su riesgo de contraer esta
enfermedad aumenta con el número de años que usted ha padecido
de diabetes. También aumenta si padece de hipertensión
e infecciones frecuentes del tracto urinario.

La enfermedad de los riñones es muy engañosa. Una persona puede
perder el 70% de la función renal y no saberlo. Luego, cuando
finalmente se diagnostica, los riñones ya han sufrido daños. De nuevo,
el control y la prevención son su mejor protección.

- Hágase un **examen de microalbuminuria (presencia
  de albúmina en la orina)** al menos una vez al año para
  detectar esta proteína en su orina.

- **Llame a su médico** al notar el primer signo de una
  infección en el tracto
  urinario.* Esta afección
  necesita ser tratada
  inmediatamente.

- Mantenga la glucosa en
  la sangre y la presión
  sanguínea **tan normales
  como sea posible.**

- **Hable con su médico
  de la diabetes antes de
  someterse a cualquier
  examen en el que se usen
  tintes.**

- **Consulte a un nefrólogo
  (un especialista de los riñones)
  al notar el primer signo de
  microalbumina anormal.**

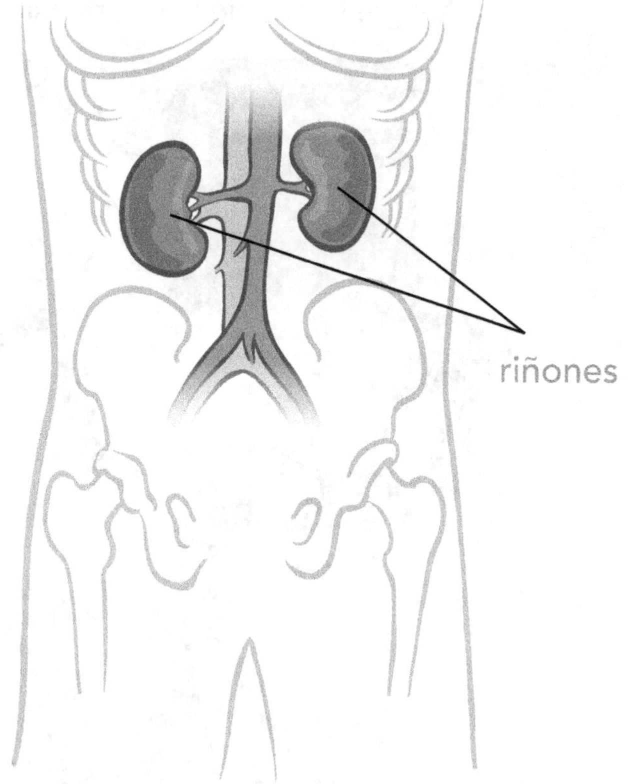

Ojos

Con el transcurso de los años, la glucosa alta en la sangre puede causar cambios en la retina* y en los vasos sanguíneos de los ojos (retinopatía). Esto afecta a más del 50% de las personas que han tenido diabetes por más de 10 años, lo que la convierte en una de las principales causas de la ceguera. La causa por la que le sucede a unas personas y no a otras puede deberse a lo siguiente:

- **la edad** en que una persona desarrolla la diabetes

- **por cuantos años** ha padecido de diabetes una persona

- **el control de la glucosa en la sangre**

- si la persona también padece de **presión alta de la sangre** (hipertensión)

La mayoría de los casos de ceguera y otros problemas de la visión (cataratas, glaucoma) pueden prevenirse con tratamientos de rutina. **Usted debe someterse al examen de dilatación de las pupilas una vez al año.** Informe inmediatamente a su médico de los ojos sobre cualquier cambio en la visión. Mantenga bajo el nivel de glucosa en la sangre y controle la hipertensión, si la tiene.

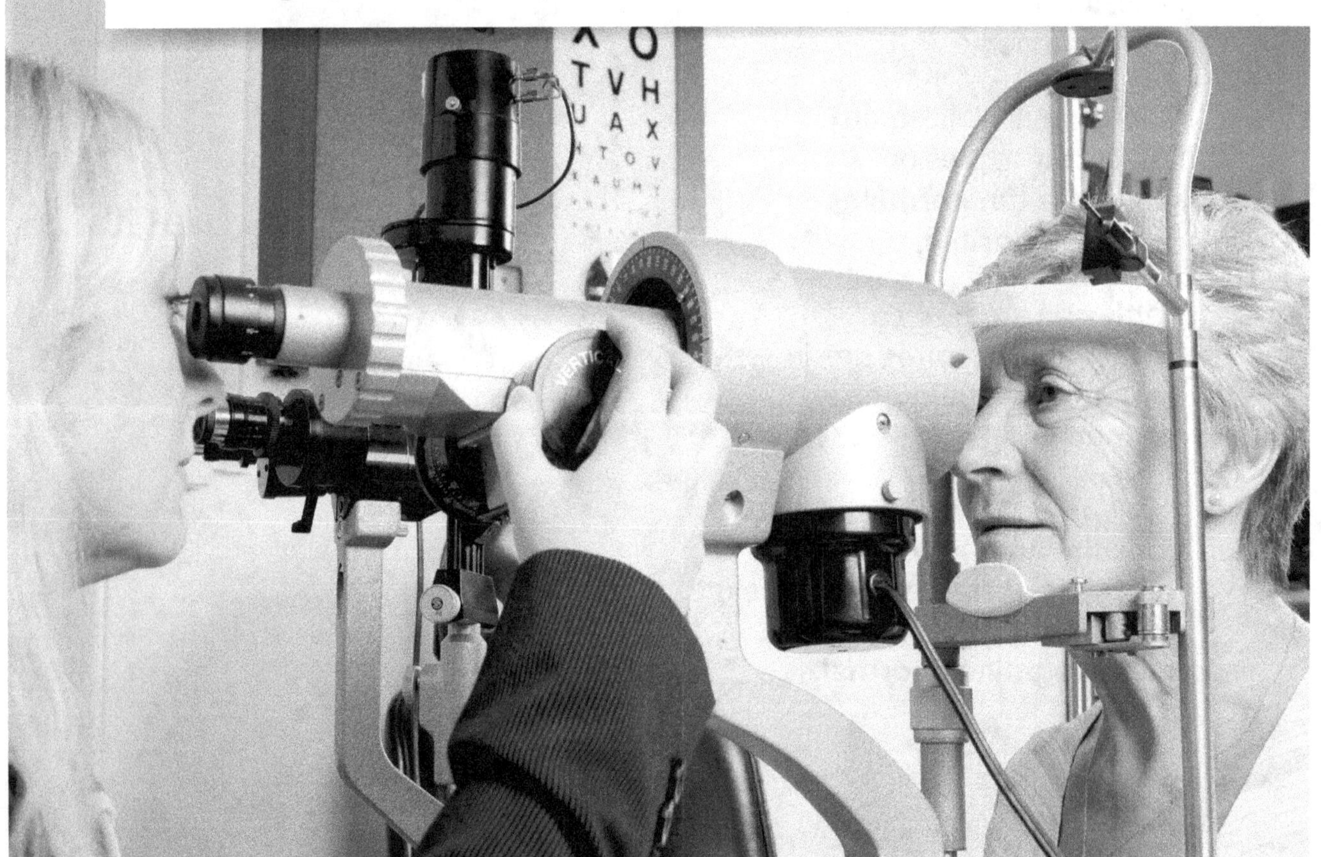

*La parte del ojo que recibe la imagen del lente y la envía al cerebro

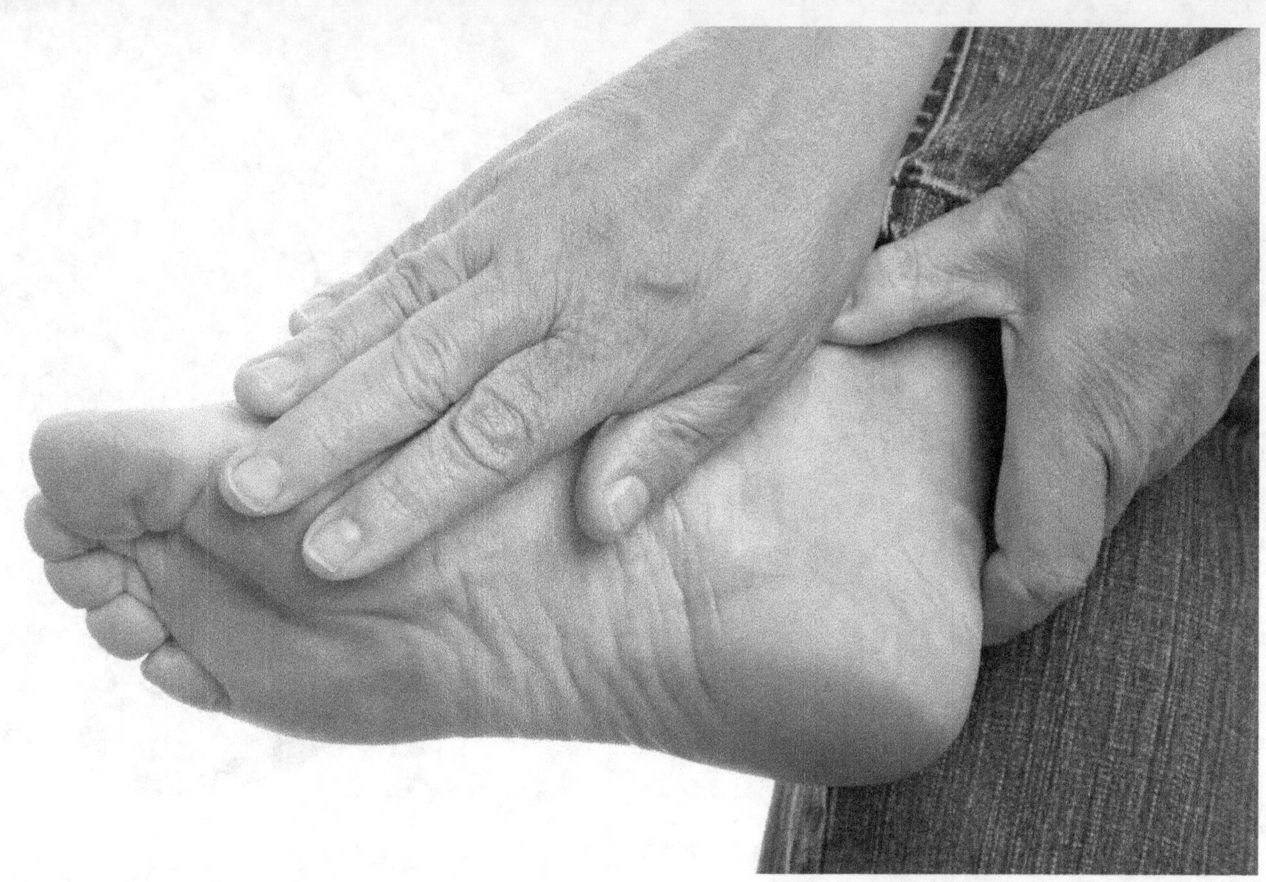

Pies, piernas y sistema nervioso

Las personas con diabetes necesitan ponerle mucha atención al cuidado de los pies y de las piernas. Hay dos buenos motivos para hacerlo: circulación deficiente (enfermedad vascular) y daños en los nervios (neuropatía diabética).

La circulación deficiente (flujo sanguíneo reducido) se presenta cuando los vasos sanguíneos que llegan a los pies y a las piernas se estrechan o se endurecen. Esto es parte del proceso de envejecimiento, pero con frecuencia ocurre antes en las personas con diabetes. Cuando esto sucede, las piernas y los pies no reciben suficientes células blancas para combatir las infecciones. Si no se tratan con cuidado, una simple cortada y las llagas pueden convertirse en úlceras e infecciones graves. Estas pueden convertirse en gangrena o requerir una amputación.

Los daños en el sistema nervioso (neuropatía) son otra complicación de la diabetes. Con mucha frecuencia están relacionados con el tiempo durante el cual una persona ha padecido de diabetes y que tan bien ha controlado la glucosa en su sangre. Pueden afectar muchas áreas del cuerpo, por ejemplo la vejiga, los intestinos y otros órganos. Con más frecuencia, afecta a sus pies y piernas. Los síntomas pueden ser ardor, dolor persistente, una sensación de "hormigueo" o pérdida de la sensibilidad. Todos esos pueden oscilar entre leve y agudo. Con frecuencia la molestia es peor por las noches. Con el tiempo y un buen control de la glucosa en la sangre, es posible invertir parte del daño. Mantener el equilibrio en su estilo de vida es su mejor defensa.

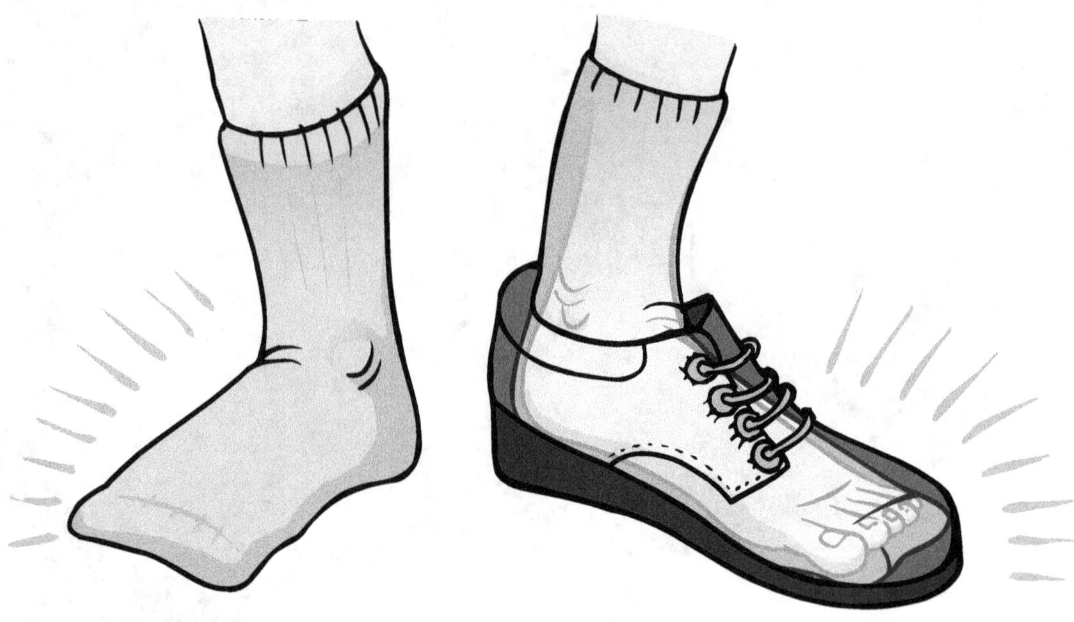

Cómo mejorar la circulación de la sangre en los pies y en las piernas:

- **No fume.** Pida ayuda a su médico o educador de la diabetes para dejar el hábito si necesita hacerlo.

- **Controle la glucosa en la sangre y la presión arterial.**

- **Haga ejercicio** todos los días.

- **No cruce las piernas cuando se siente,** y dedique tiempo a caminar durante su jornada si tiene un trabajo de escritorio.

- **Use la talla correcta de zapatos** con suficiente espacio para los dedos de los pies.

- **No use** medias o calcetines que tengan una banda elástica apretada en la parte superior. No retuerza las medias alrededor de las piernas para mantenerlas en su lugar.

- **Dése masajes suaves en los pies fríos.** Póngase medias o calcetines para acostarse si sus pies se mantienen fríos.

- **Examine sus pies a diario** para detectar callos,
callosidades, ampollas, cortadas, rasguños, moretones o
infecciones. Si nota alguno de los anteriores, consulte a
su médico o a un podiatra. No trate los problemas de los
pies por su cuenta.

  - Examínese con buena luz.
  - Si usa gafas, póngaselas.
  - Use un espejo de manera que le permita verse
    la planta de los pies.
  - Si no puede inclinarse para examinarse los pies,
    pídale a alguien que los examine por usted.

- **Lávese los pies** con cuidado todos los días. (Pero **no
remoje sus pies.**)

- Haga que su médico o podiatra le muestre cómo limarse
(con una lima de uñas) o recortarse las uñas de los pies.
**Lime o recórtese las uñas inmediatamente después
de bañarse** cuando están blandas.

- Si sus pies están **resecos y tienen escamas, aplíquese**
una **loción** suave (pero no entre los dedos de los pies)
antes de acostarse.

- Pida un **examen de los pies "sin medias ni calcetines"**
cada que consulte a su médico.

- **No ande descalzo** (ni para ir al sanitario por las noches).

- **Use calzado que dé soporte** a sus pies **y sea cómodo.**
Acostúmbrese poco a poco a los zapatos nuevos.

- Debido a que sus pies pueden estar entumecidos,
examine el interior de sus **zapatos para detectar
forros desgarrados** u **objetos que no deben estar
allí** (como piedrecillas).

- **Para evitar una quemadura,** compruebe la temperatura
del agua con el codo o mano. Sus pies pueden estar
demasiado entumecidos para sentir el calor. Y **nunca use
una almohadilla térmica (*heating pad*)** en los pies o en
las piernas.

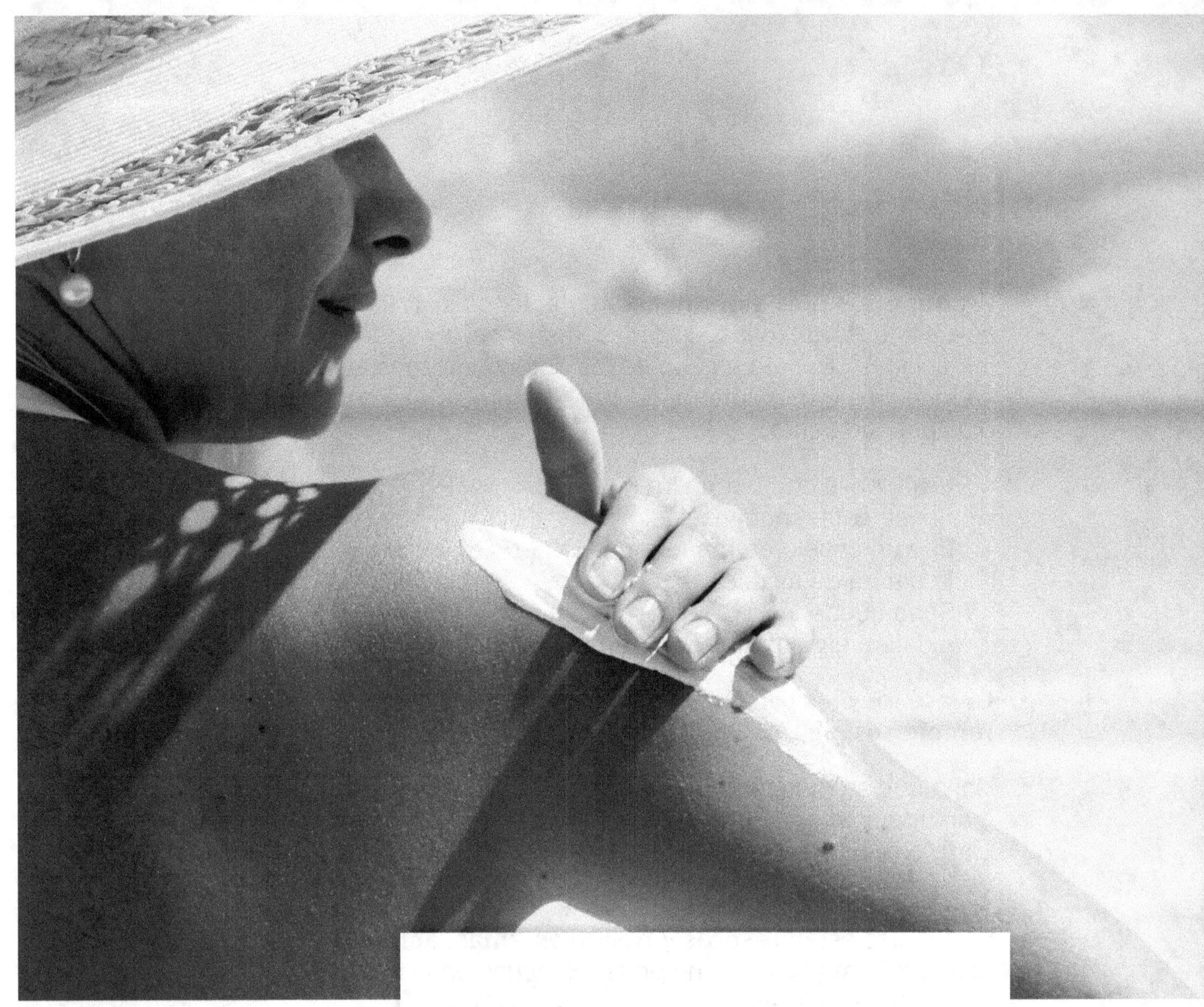

Piel

Debido a que las personas con diabetes pueden experimentar deficiencias en el flujo sanguíneo, es importante el cuidado de la piel.

- Protéjase del sol usando un sombrero de ala ancha y un bloqueador solar para prevenir las quemaduras.

- Mantenga su piel limpia.

- Use una crema hidratante para evitar que la piel se reseque.

- Informe a su médico si nota enrojecimiento, hinchazón o dolor por más de un día.

Dientes y encías

Es posible que la diabetes lo haga más propenso a las enfermedades
de las encías. A medida que las personas envejecen, la causa de la
pérdida de los dientes con mucha frecuencia se debe a la enfermedad
de las encías, no a las caries dentales. Asegúrese de lo siguiente:

- Haga que su odontólogo **revise periódicamente** su
  dentadura cada 6 meses.

- **Informe a su odontólogo que usted padece
  de diabetes.**

- **Use hilo dental y límpiese** los dientes **diariamente.**

Su odontólogo puede enseñarle cómo cuidar sus dientes y encías.

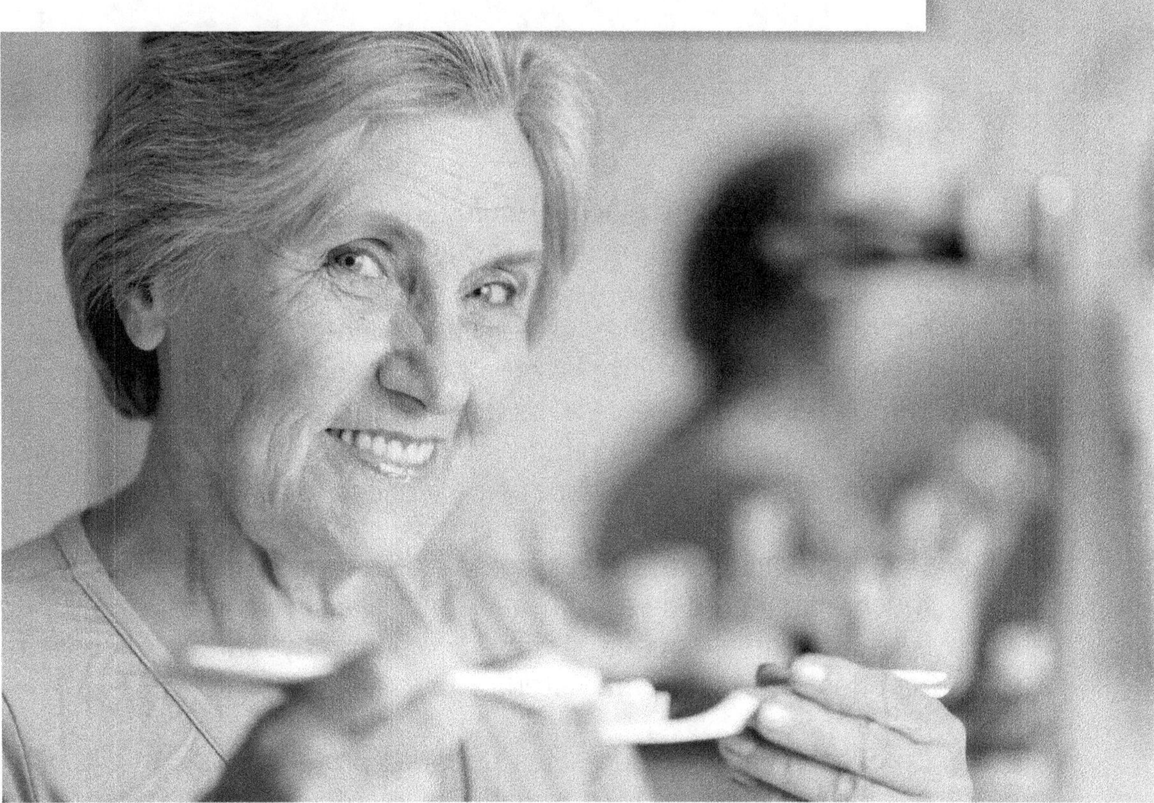

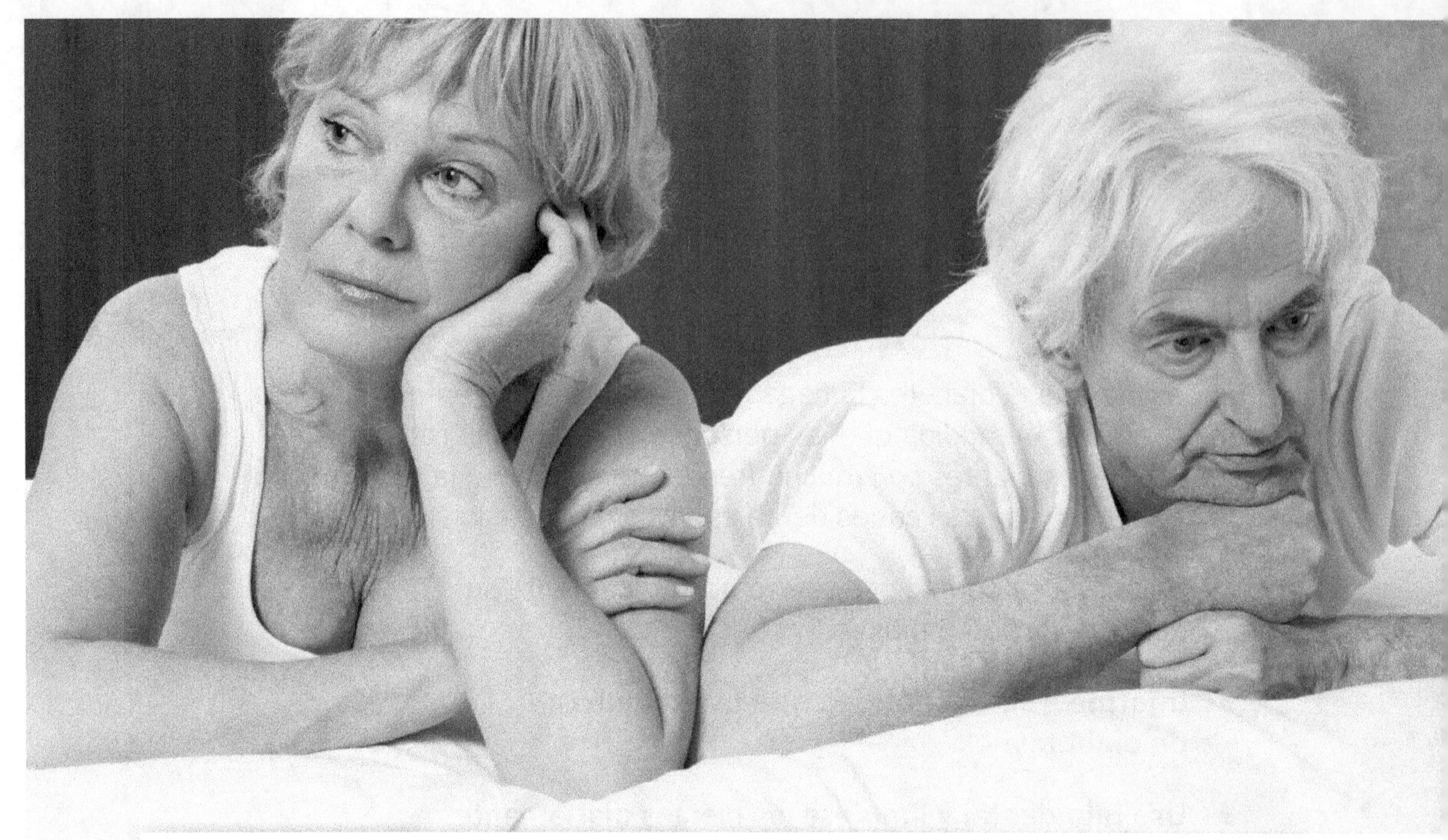

Función sexual

Mantener el equilibrio en su estilo de vida lo hace a usted más sano y más atractivo físicamente.

Los niveles altos de glucosa en la sangre (por un período de tiempo prolongado) pueden resultar en pérdida de la función de los nervios y flujo sanguíneo deficiente. Esto puede presentarse como impotencia en los hombres. Algunas veces, esto puede ser un efecto secundario de una droga (por ejemplo, drogas para controlar la hipertensión). También puede deberse a las hormonas o a un problema mental. La impotencia también puede ser un problema temporal debido a períodos cortos no controlados de glucosa alta de la sangre.

En la actualidad hay muchas maneras de resolver este problema. Hay muchas maneras de ayudar a la función sexual, entre ellas las drogas y los implantes de pene. Su médico puede ayudarle a encontrar la respuesta correcta para usted.

En el caso de las mujeres, los períodos prolongados con glucosa alta en la sangre pueden reducir las secreciones vaginales y hacerles difícil disfrutar del sexo. Hay lubricantes vaginales especiales para tratar este problema. Consulte a su médico. La glucosa alta en la sangre puede resultar en infecciones vaginales frecuentes que deben ser tratadas.

Aflicción causada por la diabetes

Darse cuenta que usted padece de diabetes puede ser estresante. Tener diabetes puede significar tener que hacer cambios en su vida. Y hacer cambios puede resultar en estrés. Demasiado estrés puede hacer que el cuerpo recurra a la glucosa almacenada. Esto puede elevar los niveles de glucosa en la sangre, lo cual puede hacer más difícil controlar la diabetes.

Saber que usted tiene que "manejar" una enfermedad por el resto de su vida puede ser también estresante. Estar estresado por un período de tiempo prolongado puede hacer que usted se convierta en una persona triste, de mal humor o deprimida.

Si se siente estresado debido a la diabetes, usted no está solo. Pero a usted le corresponde hacer algo al respecto. Mantener una actitud positiva, informarse sobre la diabetes y asumir el control de manejarla le ayudará a sobreponerse en situaciones estresantes. Usted también puede:

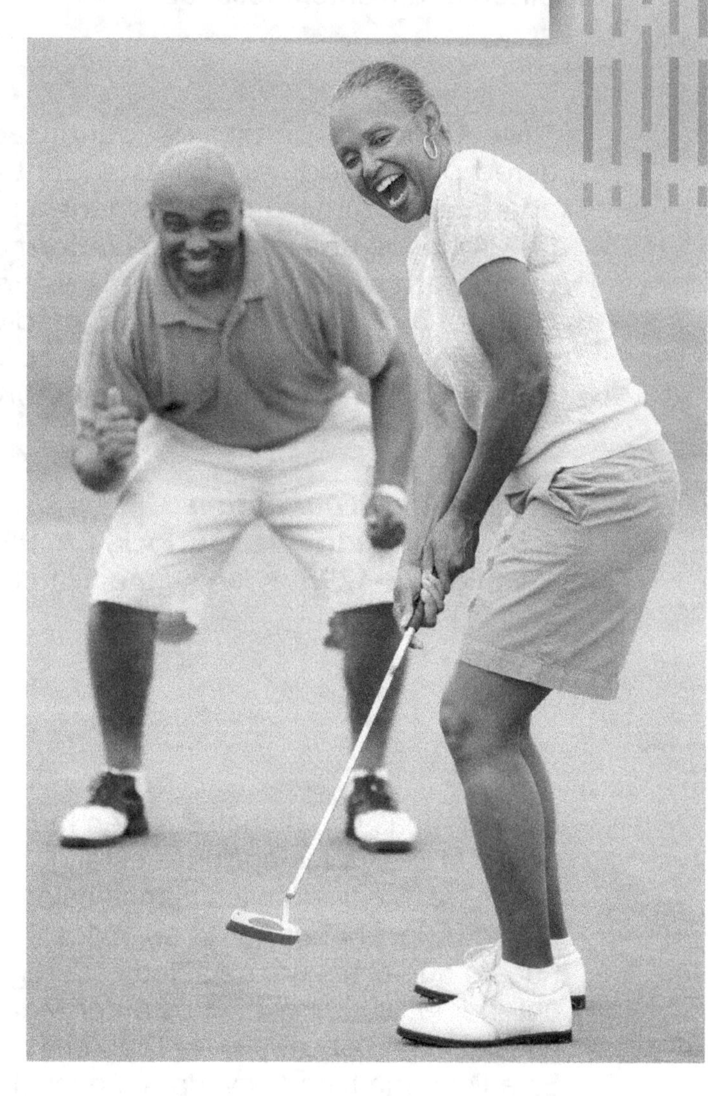

- encontrar un grupo de apoyo para personas que tienen diabetes

- hablar con su médico o educador de la diabetes u otro miembro de su equipo de cuidados de la salud sobre la manera como usted se siente

- tener una actitud positiva sobre usted mismo, su vida y las personas que le rodean

- aprender a relajarse

- mantenerse más activo

Otras cosas para tener en cuenta cuando usted tiene diabetes

Identificación (ID)

Lleve en todo momento algún tipo de identificación.* Hay brazaletes o collares atractivos que están diseñados para este fin. La identificación le permite a otras personas saber que usted tiene diabetes en caso de que usted no pueda decirlo (si no está consciente, está lesionado o está actuando de manera extraña debido a tener un nivel bajo de glucosa en la sangre). Por consiguiente, usted podrá recibir el tratamiento adecuado.

* *MedicAlert* es un tipo de identificación que usted puede adquirir. En esta identificación aparece un número de emergencia para llamar las 24 horas, una lista de sus enfermedades y un número de código que se le asigna a usted cuando la compra. Su historial médico está almacenado con este número de código. Se puede obtener más información y ordenar estos brazaletes en:

MedicAlert Foundation
2323 Colorado Ave., Turlock, CA 95382
1-888-633-4298 • www.medicalert.org

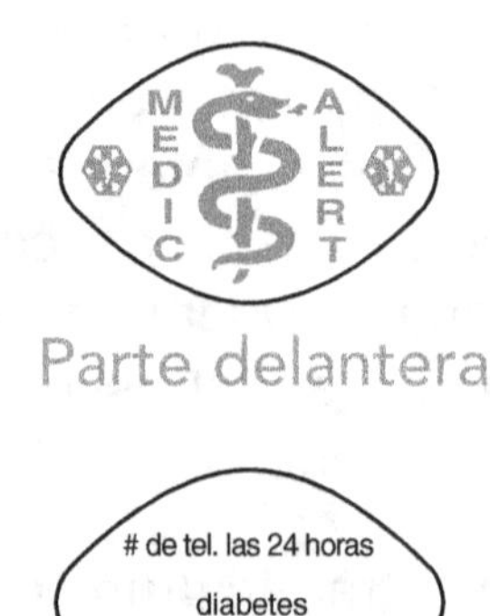

Seguro

Las personas con diabetes tienen muchas opciones para adquirir un seguro de salud. Entre las opciones están los planes que ofrecen los empleadores, Medicare, Medicaid o los planes bajo la Ley de Cuidado de la Salud a Bajo Precio (ACA, por sus siglas en inglés – también conocida como Obamacare). Puesto que el seguro de salud está regulado por cada estado, usted puede obtener la lista de contactos autorizados en su estado elaborada por la Asociación Americana de la Diabetes con la información más actualizada, Esta lista también le ayudará a encontrar agencias que podrían ayudarle a pagar los medicamentos y los suministros médicos.

Empleo

De conformidad con la ley, usted no puede ser discriminado en la mayoría de los trabajos debido a su diabetes. La ley sobre Estadounidenses con Discapacidades (en inglés, Americans With Disabilities Act - ADA) establece que los empleadores deben seguir prácticas justas al contratar a sus empleados.

Viajes

Ya sea que tenga que viajar por una hora o por varias semanas, usted necesita hacer planes por adelantado. Consulte a su médico o educador de la diabetes antes de viajar para pedirle consejos importantes sobre la mejor manera de mantener el control. Asegúrese de preguntarle sobre:

- la planificación de las comidas

- la frecuencia con la que usted debe verificar la glucosa en su sangre

- qué hacer en caso de enfermedad o lesiones

- los medicamentos

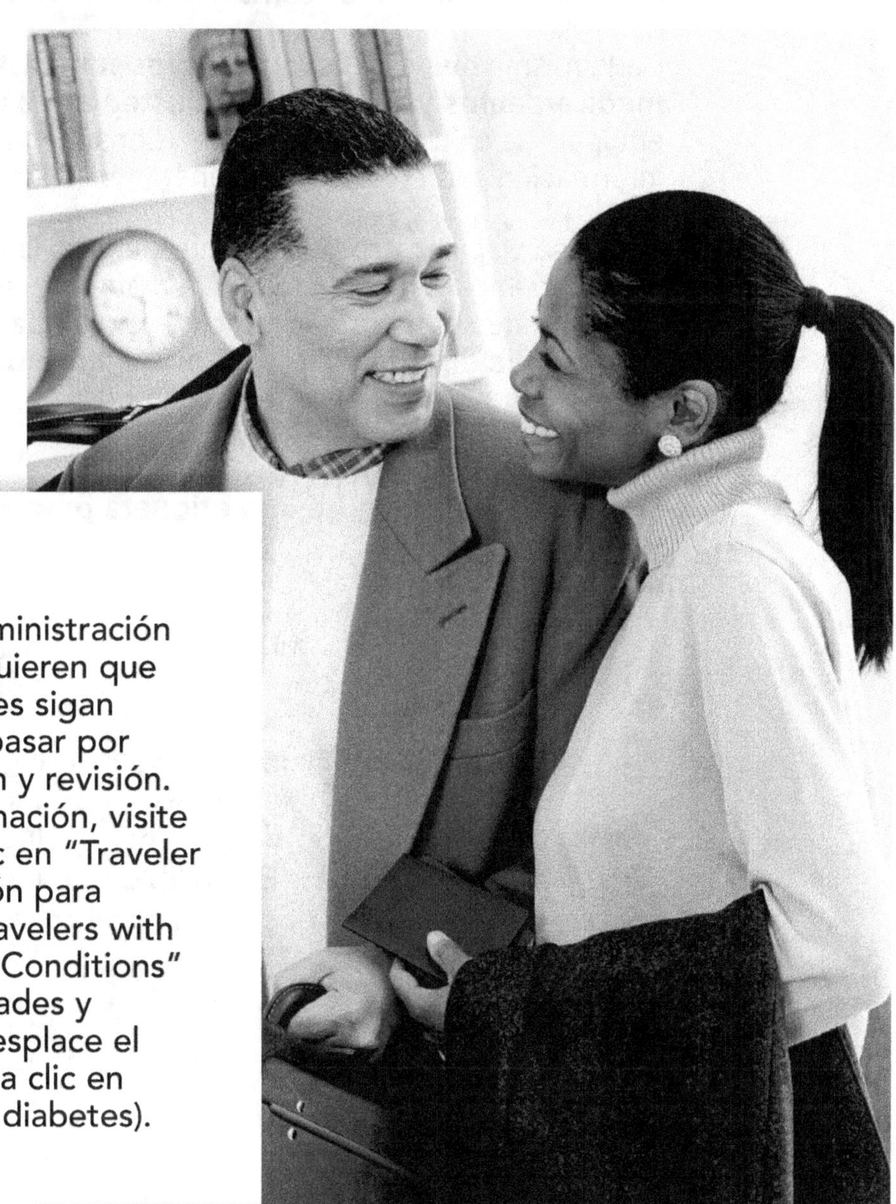

NOTA:

Las directrices de la Administración Federal de Aviación requieren que las personas con diabetes sigan ciertas instrucciones al pasar por los puntos de inspección y revisión. Para obtener más información, visite **www.tsa.gov.** Haga clic en "Traveler Information" (Información para viajeros) y luego en "Travelers with Disabilities and Medical Conditions" (Viajeros con discapacidades y afecciones médicas). Desplace el cursor hacia abajo y haga clic en "Have Diabetes" (Tener diabetes).

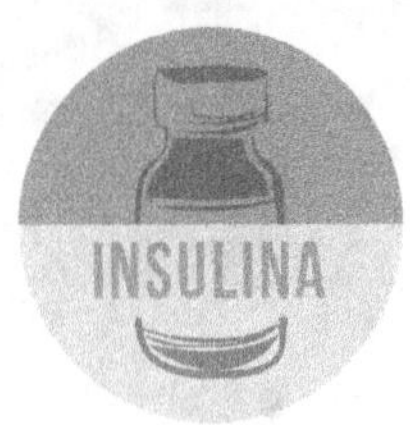

Cuando viaje en automóvil, deténgase para las comidas o meriendas a las horas adecuadas. Deténgase también para descansar y estirarse. Lleve jugos, galletas saladas y/o comida en el carro en caso de que se le presenten niveles bajos de glucosa en la sangre y haya demoras en el tráfico. Si usted está conduciendo, verifique siempre su glucosa de la sangre antes de comenzar a conducir y luego cada 2 horas. Debe estar al menos en 100.

Cuando viaje en avión, usted debe tener en cuenta los cambios de zona horaria. Si no sabe cómo ajustar sus comidas e insulina para estos cambios, pida ayuda a su médico o educador de la diabetes. Se deben ordenar las comidas especiales a la aerolínea con anticipación. Lleve algunos alimentos con usted en caso de retrasos.

De la misma manera, **lleve todos los suministros de la diabetes, medicamentos y alimentos con usted en el avión** en caso de que su equipaje se extravíe o se retrase. (Consulte la página 47 para obtener información sobre cómo almacenar la insulina.)

Si piensa viajar a **otro país,** es más seguro llevar sus propios medicamentos y suministros de la diabetes. Asegúrese de **llevar un resumen de su historial médico y una declaración firmada de su médico que diga que usted se está aplicando insulina.** Esto puede evitarle retrasos y situaciones bochornosas al pasar por aduanas y por los puestos de control de seguridad.

Finalmente, **use siempre una etiqueta o brazalete de identificación y zapatos cómodos.**

PRECAUCIÓN

Puede ser que la insulina y las jeringas no sean U-100 en otros países. Asegúrese de verificar que tipo de insulina y jeringas compra antes de usarlas. Es posible que los suministros de la diabetes tengan un nombre diferente en otros países.

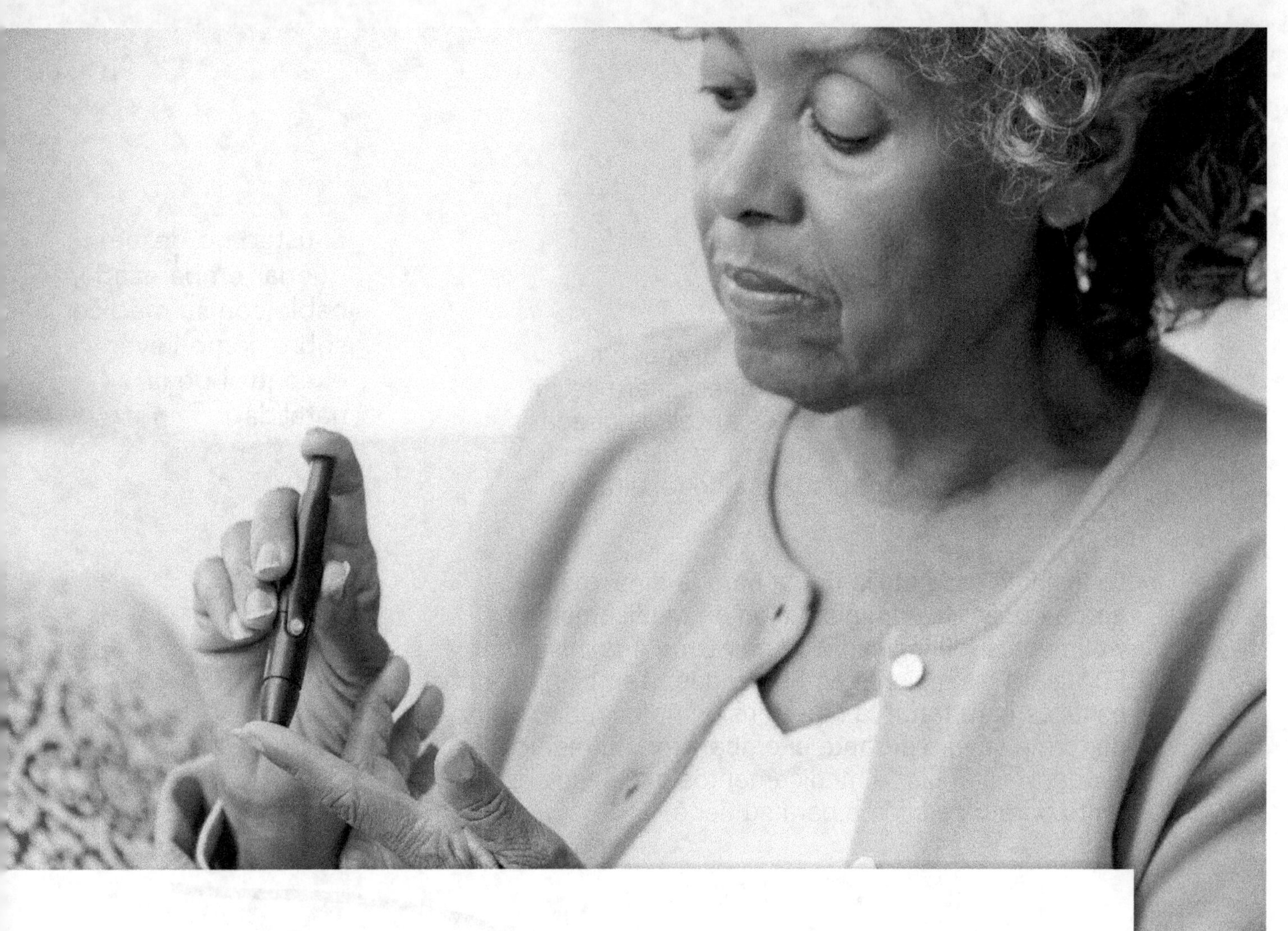

Temas de interés especial para las mujeres con diabetes

Período menstrual y menopausia

Los cambios en los niveles de hormonas pueden causar subidas o bajadas de la glucosa en la sangre. De manera que usted necesita verificar los niveles de glucosa en su sangre y las cetonas con más frecuencia inmediatamente antes y durante los períodos menstruales o la menopausia.

Embarazo

Si está planeando quedar embarazada, hable primero con su médico. Usted necesitará llevar un buen control de la diabetes **antes** de quedar embarazada. Quedar embarazada mientras su diabetes no está controlada puede resultar en defectos congénitos.

La insulina es la única droga para la diabetes aprobada por la Administración de Medicamentos y Alimentos (en inglés, *Food and Drug Administration -* FDA) para las mujeres embarazadas. También, algunas pastillas para tratar la hipertensión no pueden ser usadas de forma segura durante el embarazo. Su médico le ayudará a cambiar a medicamentos que sean seguros tanto para usted como para su bebé.

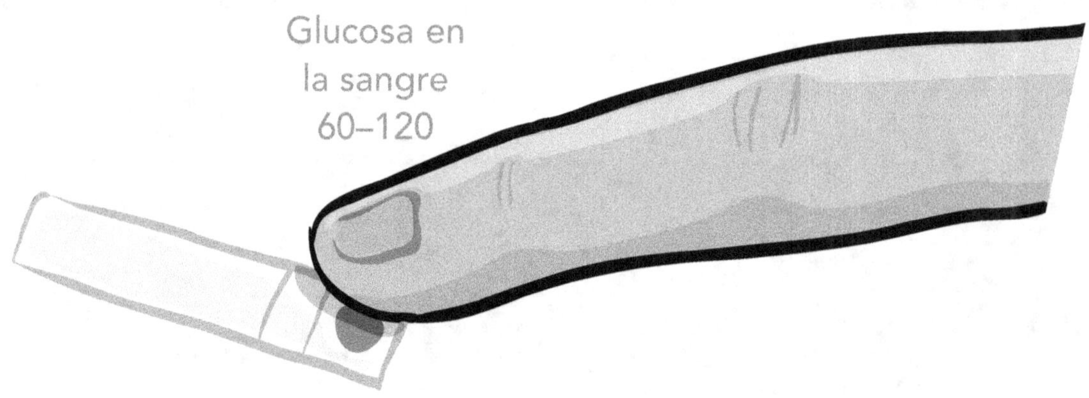

La estrecha colaboración con todo su equipo de cuidados de la salud durante el embarazo le ayudará a usted a tener un bebé sano. **Las verificaciones frecuentes de la glucosa en la sangre** son la mejor manera de comprobar si su glucosa de la sangre está controlada. Un margen saludable de glucosa en la sangre mientras usted está embarazada oscila por lo general entre 60 y 120. Su HgbA1c también debería ser menos de 6.5%. (Véase la página 61.) Si usted mantiene un buen control y asiste puntualmente a las consultas programadas por su equipo de cuidados de la salud, sus probabilidades de tener un parto sin problemas y un bebé sano son muy buenas.

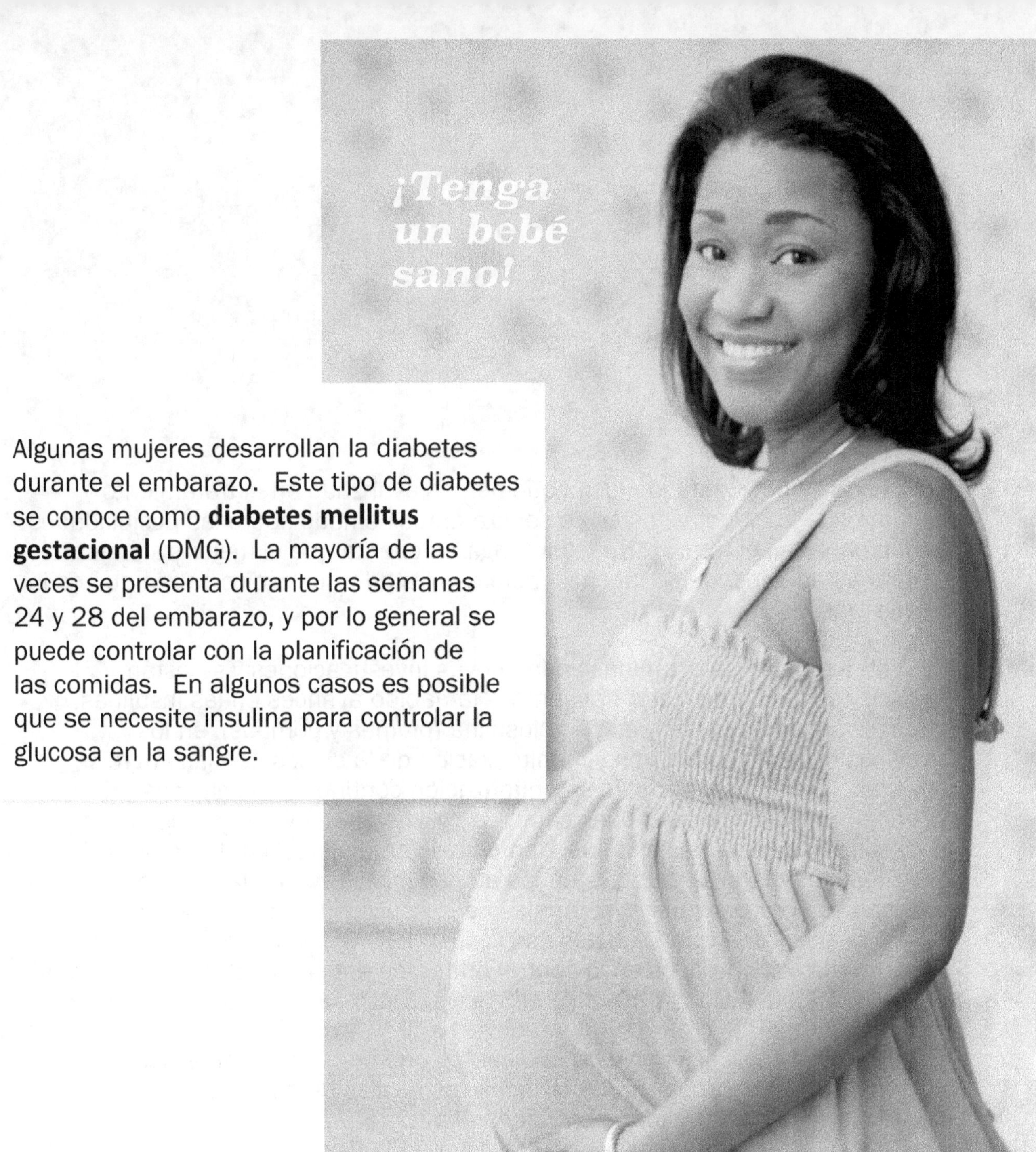

Algunas mujeres desarrollan la diabetes durante el embarazo. Este tipo de diabetes se conoce como **diabetes mellitus gestacional** (DMG). La mayoría de las veces se presenta durante las semanas 24 y 28 del embarazo, y por lo general se puede controlar con la planificación de las comidas. En algunos casos es posible que se necesite insulina para controlar la glucosa en la sangre.

En la mayoría de los casos la diabetes gestacional desaparece después del nacimiento del bebé. (Aunque sería prudente hacerse examinar para detectar niveles altos de glucosa en la sangre en el examen de la 6a semana, a los 6 meses después del parto y de vez en cuando a partir de entonces. Es posible que usted sea propensa a la diabetes más adelante en su vida, especialmente si usted es una persona con exceso de peso.)

Manténgase actualizado

Cuando se dé cuenta lo mucho que hemos avanzado en el tratamiento y control de la diabetes, usted se sentirá entusiasmado sobre las posibilidades que habrá en el futuro. Por favor tenga en cuenta que el mejor tratamiento para usted depende de muchos factores. Usted y su médico saben qué es lo que más le conviene.

Continuamente se están haciendo nuevas investigaciones y se están haciendo mejoras en el tratamiento. Ha habido avances en las insulinas, en los sistemas de entrega de la insulina (plumas y bombas), en los dispositivos de verificación y monitorización de la glucosa en la sangre, incluso en los dispositivos de monitorización continua de la glucosa (que en un futuro funcionarán bionicamente), y existen nuevos agentes orales y pastillas y se está haciendo un gran énfasis en diagnosticar la prediabetes y detectar y tratar la diabetes en las etapas iniciales. Lea la publicación *Diabetes Forecast* y otros materiales de la Asociación Americana de la Diabetes (American Diabetes Association - ADA), como también los materiales enumerados en la contraportada de este libro. ¡Recuerde siempre MANTENER EL EQUILIBRIO EN SU ESTILO DE VIDA!

Hay muchas aplicaciones para la diabetes que permiten rastrear las comidas (incluso en los restaurantes) y los niveles de actividad. Examine las aplicaciones en *App Store* o en *Google Play*.

Recientemente, la FDA aprobó la insulina de inhalación *Afrezza* como una opción de tratamiento para los pacientes que buscan una insulina de acción rápida a la hora de las comidas a fin de controlar los niveles de azúcar en la sangre. No es un reemplazo de la insulina de acción prolongada y todavía se requieren los ensayos clínicos.

Hasta que se logre una cura para la diabetes, infórmese todo lo que más pueda sobre esta enfermedad. Con la ayuda de su médico y de su equipo de cuidados de la salud, usted puede trabajar con dedicación para controlar la mayoría de aspectos de su diabetes. Esperamos que este libro le ayude a comenzar ese proceso.

Libros

**CJ Has Diabetes
(CJ tiene diabetes)**
(La diabetes tipo 1 desde
el punto de vista de un
adolescente)

**The Sweet Truth
(Toda la verdad)**
sobre cómo controlar
la diabetes tipo 2

**Your Child Has Diabetes
(Su hijo tiene diabetes)**
Una guía para ayudar a los
padres a controlar la diabetes
de sus niños

Ordene en Amazon.com o en las librerías principales:

**The ADA Complete
Guide to Carb Counting**

**Carb Counting Made Easy
For People With Diabetes**

**Cooking Healthy
Across America**
(Academia de Nutrición
y Dietética)

**Diabetes 911: How to Handle
Everyday Emergencies**
(Asociación Americana de
la Diabetes)

**Diabetes Self Management
Meals and Menus for 1 or 2**
(Autocontrol de la diabetes)

**Healthy & Hearty
Diabetic Cooking**
(Autocontrol de la diabetes)

Internet

Diabetes Forecast*
REVISTA (publicación que
se envía mensualmente a
los miembros de la Asociación
Americana de la Diabetes)
forecast.diabetes.org

Diabetes Health
REVISTA
www.diabeteshealth.com

Diabetes Self-Management
REVISTA
www.diabetesselfmanagement.com

*la edición de cada enero incluye una guía de productos y recursos
disponibles en la actualidad

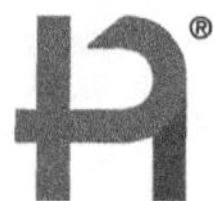